keep it simple

Bodybuilding und Fitness -
Einfach, mit Verstand und Humor

keep it simple

Jürgen Stickelbrock

literates

Informationen der Deutschen Bibliothek:

Die Deutsche Nationalbibliothek verzeichnet diese Publikation in der Deutschen Nationalbibliografie; detaillierte bibliografische Daten sind im Internet über dnb.d-nb.de abrufbar.

Impressum:

Verlag: literates-Verlag, Brüggen
Herausgeber: Udo Rosowski
Lektorat und Korrektorat: Sabrina Hartmann
Mitarbeit: Chris Hartmann
Umschlagfoto: Bernd Beiderbeck
Umschlaggestaltung: Udo Rosowski
Printed in Germany
ISBN 978-3-943360-15-8
2. Auflage

Inhalt

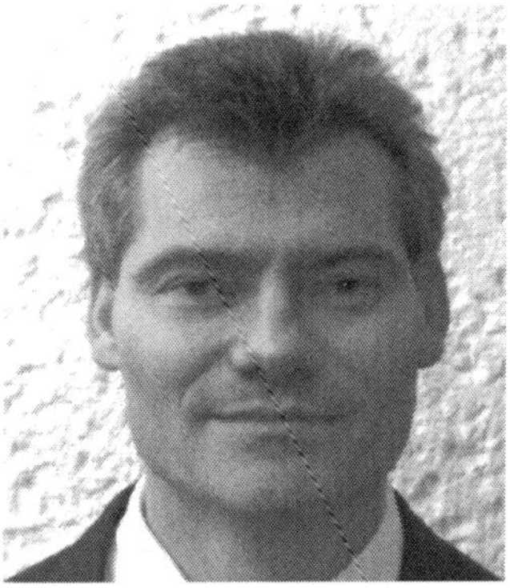

Der Autor

Jürgen Stickelbrock ist als „Der Stickel" wohl eine der bekanntesten Personen in der Welt des Bodybuildings und Kraftsports.
In den 80ern und 90ern war er vielfacher nationaler Titelträger im Bodybuilding. Auf Welt- und Europameisterschaften war er mit einmal Silber und einmal Bronze ebenfalls sehr erfolgreich.
2006 wurde er deutscher Vizemeister bei den Highlandgames, einer alttraditionellen schottischen Kraftsportvariante. Dort ist er mit aktuell 50 Jahren, oder wie er selber sagt, zur Halbzeit, immer noch aktiv und fungiert darüber hinaus als Präsident des Deutschen Highlandgames Verbandes. Kurz vor Drucklegung wurde er Deutscher Vizemeister bei den Masters (Ü40).
Neben den sportlichen Erfolgen ist er für seine unterhaltsame Moderation bei vielen Veranstaltungen auch außerhalb des Bodybuildings bekannt. Seine mehr als 30-jährige Erfahrung gibt er ebenso erfolgreich an viele Sportler weiter.
Dutzende Titelträger in Bodybuilding, Kraftdreikampf, den Highlandgames und anderen Sportarten verdanken einen großen Teil ihres Erfolges den Erfahrungen vom „Stickel".

Vorwort

„Du solltest ein Buch schreiben."

Das habe ich immer wieder gehört, wenn wieder einer der vielen Sportler, die ich betreue, erfolgreich war.
Inzwischen finden nicht nur Bodybuilder, sondern auch Sportler anderer Bereiche den Weg zu mir, und die Reaktion ist eigentlich immer die gleiche. Es beginnt mit Skepsis und ungläubigem Zuhören und wechselt Schritt für Schritt in ein generelles Umdenken.
Der oder die Eine oder Andere wendet sich auch nach einem Anfangsgespräch ab, kommt nie wieder und erzählt herum, dass ich wohl zu nahe an den niederländischen Coffeeshops wohne.
Aber die, die mir 2-3 Stunden zugehört haben und wiedergekommen sind, waren ohne Ausnahme recht erfolgreich. In diesen 2-3 Stunden habe ich nahezu alles auf den Kopf und in Frage gestellt, was die Sportler bisher als Tatsachen annahmen.
„Du solltest ein Buch schreiben", hieß es dann immer. Und meine Standardantwort lautete: „Wer sollte denn so ein Buch lesen, geschweige denn kaufen."

Ein Buch, das nahezu allem widerspricht, was aktuell veröffentlicht wird.
Ein Buch, das den Modalitäten und dem Geschäftsgebaren der Fitnessszene sehr deutlich entgegensteht.
Abgesehen davon ist es eine Sache, jemandem Auge in Auge

Sachverhalte zu erklären, und eine ganz andere, diese Sachverhalte auch in halbwegs vernünftiger Form zu Papier zu bringen.

Und dann habe ich es einfach gemacht. Ich habe mich vor meine Tastatur gesetzt und einfach drauflos, aus dem Bauch heraus und von der Seele geschrieben. Fast in einem Stück. Dann habe ich es einigen vertrauten aber kritischen Menschen zu lesen gegeben, ohne deren o.k. ich alles wieder von der Festplatte gelöscht hätte. Von dort bis zum fertigen Buch war es dank einiger Freunde, hier ist ganz besonders Christoph Hartmann zu nennen, ein kleiner Schritt.

Sollte Sie jemand dazu ermutigen, ein Buch zu schreiben, kann ich nur sagen: „Tun Sie es."

Einleitung

Sie kennen das?
Sie beginnen hoch motiviert mit dem Training im Fitnesscenter oder in ihrem neu eingerichteten Home-Gym. Der gute Neujahrsvorsatz wird endlich in die Tat umgesetzt. Das Projekt „In diesem Sommer zeig ich es allen“ startet.
Der Bikini ist gekauft, die Figur dazu ist, wortwörtlich, reine Formsache. Die Aktion „Bald passt mein Arm nicht mehr durchs PKW-Seitenfenster“ kann beginnen.
Schwarzenegger war gestern. Jetzt komme ich!

Und wenn Sie schon so etwas anfangen, dann machen Sie es gleich richtig. Wissen ist Macht und niemand will dumm sterben. Also her mit dem Fachwissen!
Und schon landen Sie in einem Dschungel der Begrifflichkeiten und Widersprüche, werden förmlich erschlagen von Fremdwörtern, Produktangeboten und komplizierten Detailplänen.
In all dem Wirrwarr verheddern Sie sich und was mit Schwung beginnt, wird mit Zweifel durchsetzt und ausgebremst.

Sie suchen nach dem roten Faden in diesem Labyrinth?

Sie haben ihn soeben gefunden.

Das Informationsbabel

WWW

Internet

Im heutigen Informationszeitalter nutzt man natürlich erst mal seine DSL-Verbindung.
Also ran an das Orakel der Neuzeit, das Äquivalent zu der netten Dame aus Delphi und Odins Weisheit: GOOGLE!
Und dann erwischt es Sie eiskalt.

Tippen Sie einmal ganz vorsichtig die Begriffe Fitnesstraining oder gar Bodybuilding ein und versichern Sie sich, dass Ihre Kinder nicht in der Nähe sind. Es beginnt „harmlos“ mit den Startseiten des einen oder anderen Informationsportals, auf denen optisch recht gewöhnungsbedürftige Menschen als Blickfang dienen.
Bauchmuskeln, auf denen man die Buntwäsche erledigen könnte.
Beeindruckende Muskelgebirge nicht nur bei den Herren.
Die Damen dazu mit Oberweiten, die in Verbindung zur übrigen Figur keinen Raum für Diskussionen um ihre Herkunft lassen.
Aber Geschmäcker sind verschieden und ein wenig von dem, was Sie dort sehen, wollen Sie ja schließlich auch erreichen.
Also surfen Sie auf den Informationswellen der Seiten und der Tsunami rollt an.

Sie werden mit Ernährungs- und Trainingsphilosophien unterschiedlichster Art und Weise förmlich erschlagen. Dutzende, sich oft widersprechende Informationen schlagen über Sie herein, meist verbunden mit Diskussionsforen, in denen in einem Ton für oder gegen die vorgeschlagene Methodik votiert wird als ginge es ums nackte Überleben.

Natürlich gibt es kaum eines dieser „Informationsportale“, in dem Empfehlungen und Erfahrungsberichte zur „sachgemäßen“ Anwendung von Anabolika fehlen. Hier und da ist es sogar der Löwenanteil des Erfahrungsaustausches, oft auch gleich mit dem Hinweis auf den Internethändler für „eigentlich“ Rezeptpflichtiges, und Viagra gibt es günstig oben drein.

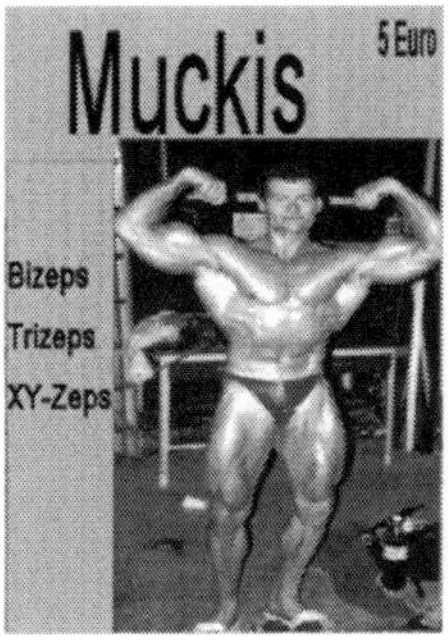

Fachmagazine

Das Thema Internet ist damit erst einmal als sachliche Informationsquelle kaum nutzbar.
Es steht ja auch oft genug in der Kritik, ungeprüfte „Tatsachen“ in die Welt zu setzen. Also gehen Sie auf Nummer sicher und wählen den Weg des guten alten Printmediums.
Wenn Sie dann die Fachmagazine aufschlagen, werden Sie erneut erschlagen.
Eine Unzahl von Fremdwörtern zu Training, Ernährung und Zusatzmittelchen tummelt sich dort.
Begrifflichkeiten, die fremd und auch befremdlich sind, verwirren oder schrecken sogar ab.
Der häufig benutzte Wortstamm „Anabol“ bei nahezu jedem frei verkäuflichen Zusatzmittelchen lässt auf Verbotenes schließen und die Bilder dazu unterstützen diesen Eindruck im Regelfall noch.
Wenn man sich dann doch zur Lektüre begibt, stößt man in jeder Ausgabe auf neue Trainingssysteme, die oft im krassen Gegensatz zu dem des Vormonats stehen.

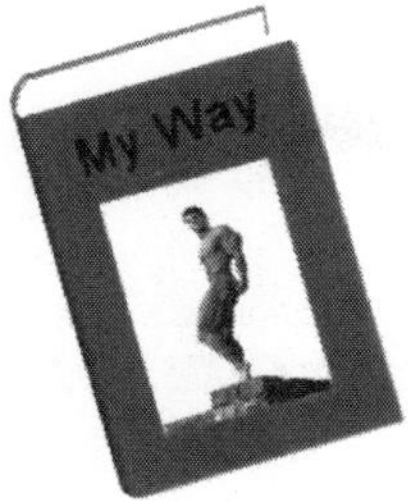

Fachbücher

Internet und Fachmagazin verwirren Sie?
Also geht es an das Fachbuch. Spätestens hier sollte, wie in anderen Sportarten auch, ein wenig System ins Geschehen kommen.
Leider ist das Gegenteil der Fall. Wenn Sie vier Bücher, meistens nach dem „Mein Weg zum Erfolg"-Schema, kaufen, werden Sie vier oftmals völlig verschiedene und widersprüchliche Trainingsratschläge bekommen.
Noch extremer wird es, wenn auch noch das Thema sportspezifische Ernährung ins Spiel kommt. Da sind die Unterschiede oft so groß, dass Sie sich nach Lektüre von Buch A fragen, wie der Verfasser von Buch B überhaupt überleben konnte.
Eine weitere Tücke vieler „Fachbücher" ist, dass bei den Lesern ganz offensichtlich ein Medizinstudium vorausgesetzt wird.
Frei nach dem alten Motto: „Der Wahrheitsgehalt einer Theorie steigt mit dem Anteil der für ihre Erklärung benötigten Fremdwörter."
Vieles von dem, was im Internet, in den Fachmagazinen und den Büchern steht, ist richtig und nützlich. Aber es ist oft doch sehr spezifisch, geht sehr ins Detail und muss sortiert und relativiert werden. Vor allem muss verbunden statt getrennt werden.

Dazu aber später mehr.

Ein paar Fragen

Hunderte Fachbegriffe, komplizierte und pedantisch einzuhaltende Trainings- und Ernährungsstrategien, eine Unzahl an Zusatzmittelchen.

Ist das alles notwendig?

Was bedeuten all diese Begriffe?

Müssen Sie wirklich so viel Wissen anhäufen und zum Ernährungsexperten werden?

Wie hat man es eigentlich mit all dem früher gehalten?

Denn Menschen mit Muskeln gab es schließlich schon immer.

In diesem Buch vermeide ich bewusst wissenschaftliche Fachbegriffe und versuche einen leicht verständlichen Weg aus diesem Labyrinth zu zeigen. Hier soll aus Training und Ernährung keine Kernphysik gemacht werden.
Wenn ich in mehr als 30 Jahren ein Erfolgsrezept gelernt habe, dann:

keep it simple !

Warum ich den Begriff „Bodybuilding“ bevorzuge

Fitness?
Was ist das?
Was soll das sein?
Was bedeutet das?

Fitness bedeutet streng genommen Angepasstheit. „Survival of the fittest“ heißt Überleben des am besten Angepassten.
Das heißt für den Aborigine klein und knorrig mit niedrigem Wasserverbrauch und für den Eskimo groß mit dicker Fettschicht gegen die Kälte.
Fit im Sinne des Einen wäre der sichere Tod für den Anderen.
Im Büro könnte fit die dem Bürostuhl ergonomisch angepasste, muskelfreie, amöboide Tropfenform sein. Sicher ist die Form eines Einzellers nicht das, was Sie und ich anstreben.

Hierzulande gilt Fitnesstraining als der Begriff des Sports in Fitnesscentern. Aber was tun wir denn dort?
Wir bauen unseren Wunschkörper.
Wir verbessern unsere Ausdauer mit Herz-Kreislauftraining und bauen gezielt unsere Muskulatur durch Training an Hanteln und Maschinen auf.

Und das ist exakt die Definition für den Sport namens Bodybuilding. Der Sport, den dort mehr als sechs Millionen Deutsche ausüben, heißt Bodybuilding! Ein Bodybuilder, so die Ursprungsaussage, ist ein Kraftsportler, der noch laufen kann.

Ich berufe mich immer gerne auf die Anfänge des Sports.
Auf der Rückseite vieler Romanhefte fand man damals eine Werbeanzeige mit nachstehender Abbildung.

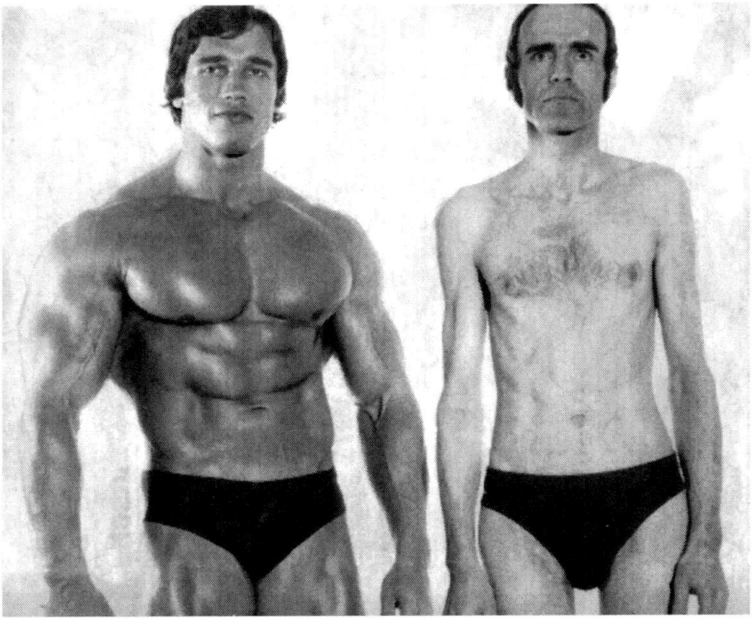

Man muss nicht aussehen wie ein Mr. Universum, aber auch nicht so!

Suchen Sie sich den Platz irgendwo dazwischen aus und fangen Sie an!

Für die Damen fehlt mir hier leider ein vergleichbares Motiv, wobei die aktuell agierenden Profibodybuilderinnen dem 1970er Schwarzenegger kaum nachstehen.

Bodybuilding ist wie Bildhauerei.
Sie können Michelangelos David produzieren oder Godzilla. Es ist eine Bauarbeit. Sie bauen einen kleinen, schicken Bungalow oder eine massive Burg mit dicken Wänden. Es geht Ihnen darum, den eigenen Körper wunschgemäß auf- oder umzubauen.
Das eigene Bauprojekt recht nahe an eines der Musterbauwerke heranzuführen, die Sie gesehen haben. Es geht um die individuellste Sportart der Welt, um Ihr persönliches Bodybuilding.

Überlassen wir doch nicht den Bodybuildingbegriff den weniger als 0,01%, die das Maximum versuchen und sich als Leistungssportler in Wettkämpfen messen.
Und wenn diese Leistungssportebene Dinge tut, die wir ablehnen, dann müssen wir doch nicht gleich die Flucht ergreifen und uns neue Begriffe für das eigene Tun suchen.

Wenn sich die Freizeitsportler nach jedem „Skandal" im Leistungssport neue Begriffe für ihren Sport ausgesucht hätten, wäre der Duden jetzt wohl doppelt so dick.
Flüchten wir uns doch nicht in verwaschene Begriffe wie Bodyforming, Bodyshaping, Wellness, Fitness, Schnullinullimachmichschön, und, und, und.

Wenn Sie mit viel Spaß in der Kreisliga C kicken, ist und bleibt das Fußball.

Der Sport, den wir im Fitnesscenter betreiben, heißt Bodybuilding.

Wir sind die Bodybuilder und die, die man aktuell, leider oft negativ, mit dem Begriff versieht, sind ein winzig kleiner Teil von uns. Wenn jemand da begrifflich trennen will, dann soll er bitte für **diesen** Teil einen neuen Begriff suchen.

Ich bin und bleibe mit Leib und Seele weiterhin Bodybuilder, auch wenn ich sehr wahrscheinlich nie mehr in einer Badehose auf einer Wettkampfbühne stehen werde.

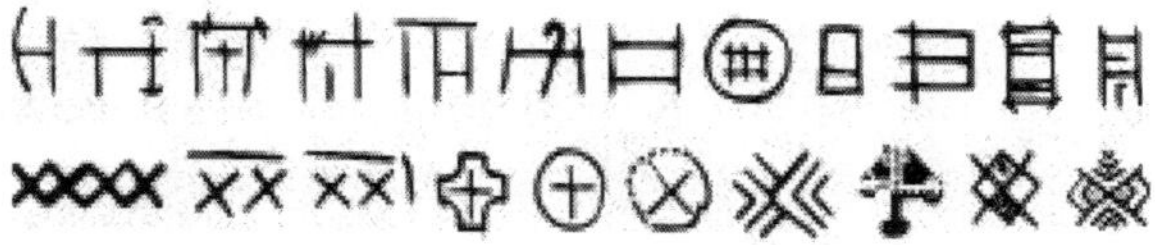

Woher das Babel des Bodybuildings stammt

Der Turmbau zu Santa Monica

Vor vielen Jahren wollten alle Bodybuilder gemeinsam einen Trainingsmultifunktionsturm bauen, der bis in den Himmel reichte.
Alle bauten eifrig mit und das Werk nahm zusehends Gestalt an. Strebe um Strebe wurde geschweißt, Hantelscheibe um Hantelscheibe aufgelegt und die obersten Umlenkrollen der Rollenzüge durchbrachen die Wolken.

Das wurde von Eugene Sandow, Charles Atlas und Georg Hackenschmidt mit großem Zorn beobachtet.
„Diese Emporkömmlinge sollten sich gefälligst erst einmal zu Lebzeiten um den Sport verdient machen!"
Den Weg in das Bodybuildingwalhalla muss man sich mit einem Mr. Universum oder einem Mr. Olympia verdienen.
In feurigen Zungen schickten sie Begriffe wie Volumentraining, HIT, PITT, HST, FST7 und vieles mehr auf die Menschen hernieder. Als dies noch nicht genügte, sandte man als zweite Plage Kreatin, Glutamin, Arginin, Ornithin, NOX Booster, ketogene

Diät, anaboles Fenster und anderes gleich hinterher.

Sofort kamen die Bauarbeiten ins Stocken. Alle sahen sich verwirrt an und jeder, der von einem der neuen Begriffe getroffen wurde, verkündete voller Eifer die neue Weisheit.
Das gemeinsame Projekt wurde verworfen und bis zum heutigen Tage sind die Bodybuilder damit beschäftigt, sich über das beste und einzig wahre Trainings- und Ernährungssystem zu streiten.
Ich gebe zu, der Text findet sich so oder ähnlich auch in anderen Büchern.
Falls das hier doch einmal eine Doktorarbeit werden sollte, versuche ich es mit einer eigenen Erklärung.

Oder eher so.

Allen Sportarten gleichermaßen hängt eine kommerzielle Industrie an. Das ist auch gut so, denn es gibt dem Sportler die Möglichkeit, ein paar Euro für seinen Erfolg zu bekommen.
Wer das Glück hat, im Tennis oder Fußball erfolgreich zu sein, kann davon sogar sehr gut leben.
Und so bewirbt der erfolgreiche Sportler Sportartikel vom Schuhwerk bis zum Tennisschläger, vom Ski bis hin zur Sonnencreme.
Die kommerziellen Branchen rund um das Bodybuilding sind in erster Linie diverse Sportnahrungshersteller, was vielfach die sehr exotischen Ernährungsratschläge erklärt.
Die zweite große Vermarktungsmöglichkeit im Bodybuilding sind die Trainingssysteme. In nahezu allen Sportarten werden Trainingssysteme von Trainern aufgestellt und teils als Gegenstand wissenschaftlicher Arbeiten an Universitäten erarbeitet.

So befasst sich z.B. ein Heer von Sportwissenschaftlern mit dem optimalen Abwurfwinkel beim Speerwerfen oder verbesserten Bewegungsabläufen zum Kugelstoßen.

Da das Bodybuildingtraining kaum irgendwo Lehrinhalt der Sportuniversitäten ist, liegt nichts näher, als ein eigenes System ebenfalls zu vermarkten.
Dieses muss natürlich abweichend von dem System früherer Sieger sein, denn olle Kamellen gehen allenfalls auf dem Wühltisch weg.
So zogen und ziehen die „Champs" durch die Lande, von Gym zu Gym, und erzählen von ihrem individuellen, neuen, besseren Trainingssystem. Je exotischer desto besser und oft auch ungeachtet dessen, ob sie wirklich danach trainieren.
Im Zuge dieser Entwicklungen sammelten und sammeln sich die komplizierten Erfolgsgeheimnisse der Sieger. Mit den Jahren füllten sich so die Seiten der „Fachmagazine" und Bücher mit immer neuen Ideen und Konzepten. Und das mit einer riesigen Spannbreite wie man sie sonst nirgends in der Sportwelt finden wird.
Aber wie vieles davon ist wirklich neu und was können Sie davon für sich wirklich nutzen?
Und warum hat denn der Champ nun trotzdem Erfolg?
Wo liegt also das Körnchen Wahrheit in den vielen exotischen Programmen?
Was verbindet sie mit den alten Grundprinzipien aus der Zeit, als der Sport noch in den Kinderschuhen stand?
Wie kommen Sie aus dem Dschungel der unzähligen Begrifflichkeiten heraus?

Das Thema Bodybuilding und Doping

Böse Zungen behaupten an dieser Stelle, die Bodybuilder erfänden ständig Neues im Bereich Training und Ernährung, um vom Dopingmissbrauch abzulenken.
Die Muskeln der Bodybuilder kämen lediglich vom Anabolikakonsum. Aber Dopingmittel machen Ihnen genau so wenig ganz von selber Muskeln, wie sie Sie eine Tour de France gewinnen lassen würden.

Sicherlich sind die extremen Maße der Bodybuilding-Leistungssportler unter normalen Umständen nicht zu erklären. Ebenso wenig wird man mir das Hochleistungsniveau anderer Sportarten mit einem: „Die haben nur immer brav ihren Spinat gegessen“ verständlich machen können.

Aber da wollen wir ja auch gar nicht hin. Fakt ist, dass Training der Schlüssel zum Erfolg ist und alle Mittel der Welt allenfalls ein paar Prozentpunkte oben auf eine Leistung drauf legen.

Und da gilt: 20% von nichts bleibt nichts.

Ernährung

Wenn Sie jetzt detaillierte Ernährungspläne erwarten, muss ich Sie enttäuschen.
Genau das Gegenteil wird der Fall sein und Sie haben nun die Chance, sich nach 3 Minuten Blätterns in diesem Buch zu bekreuzigen und es wieder ins Regal zurückzulegen.

„Die Ernährung macht 50%, 70%, XY% des Erfolges aus." Sätze dieser Art lesen Sie überall. Oft auch gleich verbunden mit diversen Produktempfehlungen.

Die vielen Theorien zu den einzelnen Ernährungsratschlägen widersprachen sich in den von mir beobachteten über 30 Jahren schon wesentlich mehr als einmal. Das gilt nicht nur für die Empfehlungen innerhalb der Sportwelt, sondern auch für die stets neuen Erkenntnisse allgemeiner Natur.

Jahrelang gelten die Kohlenhydrate als wichtigste Energiespender, dann wird low-carb verbreitet.
Dann soll das Fett raus aus der Ernährung und dann wieder rein.
Milchprodukte ja oder nein, Fleisch rot oder weiß, Eier mit und ohne Dotter, viele Fragen mit vielen verschiedenen Antworten.

Die „Ernährungsexperten“ gingen vorübergehend sogar so weit und erklärten Muttermilch als schädlich für Kinder.
Da schüttelt man dann nur den Kopf und hat allenfalls zwei Erklärungen parat: Man kann kein Geld damit verdienen und neidet dem Produkt die zweifelsfrei schönste Verpackung der Welt.
Mark Twain hat einmal geschrieben: „Seien Sie vorsichtig beim Lesen von Gesundheitsbüchern: Ein Druckfehler kann Ihr Tod sein.“
Dem könnte ich mich fast kommentarlos anschließen.

Ich kann, will und werde nicht glauben, dass all die komplizierten Ernährungspläne und all die vielen rezeptfreien Mittelchen die Basis des sportlichen Erfolges oder gar eines gesunden Lebens sind.
Darum widme ich dem auch nur ein kleines Kapitel.

Aber schlachten wir die heiligen Kühe, eine nach der anderen und die Heiligste zuletzt.

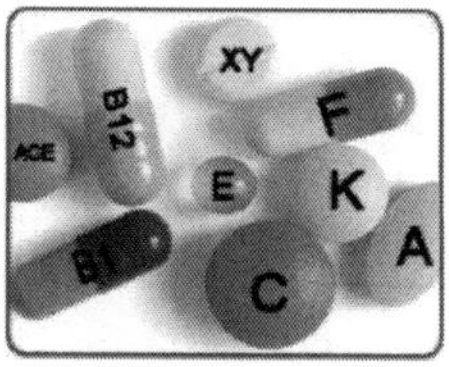

Vitamine

Unzählige Vitaminpräparate werden auf dem Markt feilgeboten. Vom Multivitaminkomplex bis hin zu megadosierten Einzelvitaminen.
Da macht Vitamin C erkältungsresistent und unsterblich, Vitamin E erhöht die Manneskraft, Vitamin B 12 macht Sie zum Marathonläufer und ß-Carotin verhindert Krebs.

Da bin ich ja beruhigt und wundere mich, warum die Mediziner so dumm sind, und weiterhin Medikamente verschreiben. Die sind bestimmt alle Vasallen der Pharmaindustrie und ignorieren die Tatsache, dass doch Vitamine die wahren Allheilmittel sind.

Es mag vielleicht eine Verbindung zwischen erhöhtem Pharmazieverkauf und den Medizinern geben, aber Verschwörungstheorien können auch überstrapaziert werden.
Zumal auch die Empfehlungen der Supplementhersteller sicherlich nicht aus reiner Herzensgüte entstehen.

Dutzende Studien haben bewiesen, dass auch bei einem Sportler bei ausreichender, normaler Ernährung kein nennenswerter Zusatzbedarf an Vitaminen besteht. (Zum Thema ausreichender und „normaler" Ernährung kommen wir später.)
Wie denn auch?

Was tun wir in einem Wohlstandsstaat denn im Regelfall alle? Wir essen eher zu viel als zu wenig, gehen einer körperlich meist wenig belastenden Arbeit nach und bewegen uns dann im Gym eine Stunde oder zwei.
Wenn dies nur unter Zugabe von Extravitaminen möglich wäre, müsste der acht Stunden arbeitende Bauarbeiter sofort tot umfallen. Und diese Leute haben ebenfalls Muskeln.

Vitamine in zu hohen Dosierungen können sogar schädlich sein und man sollte da schon den Medizinern, die sich damit beschäftigen, mehr Glauben schenken als denen, die mit Supplements Geld verdienen.

Wer denn unbedingt meint, er wäre unterversorgt, der kann sich gerne im Supermarkt für wenig Geld eine Dose Multivitamintabletten holen und eine davon täglich zu sich nehmen.

Eine Tablette, nicht eine Packung!

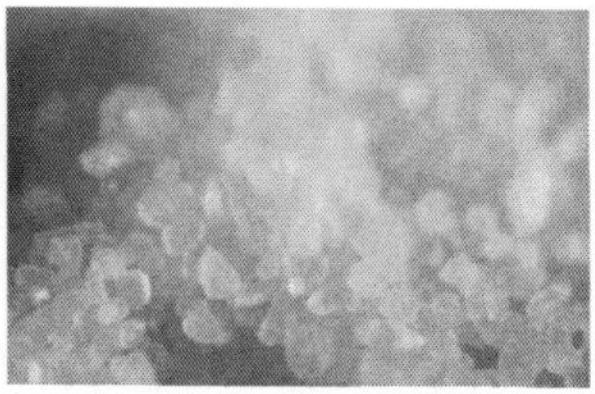

Mineralien und Spurenelemente

Kalium, Natrium, Magnesium, Zink, Selen, und, und, und.

Man könnte meinen, irgendjemandem wäre versehentlich das Periodensystem der Elemente in die Hände gefallen. Gemeinsam mit einem Rohstoffhändler kam ihm dann wohl die Idee, dass sich Zink und Eisen milligrammweise erheblich lukrativer verkaufen lässt als in ganzen Güterwaggons.

Zink für starkes Bindegewebe, Eisen fürs Blut, Selen als Radikalenfänger, Magnesium gegen Krämpfe und vieles mehr.
Hier gilt noch viel mehr, was auch bei den Vitaminen gilt, wobei die Gesundheitsgefahren bei Falsch- und Überdosierung noch größer sind.
Vitaminüberdosierungen werden, bis auf ganz wenige Ausnahmen, wieder ausgeschieden und man schadet primär seinem Geldbeutel. Unter Sportlern gibt es den Spruch, dass die Amerikaner den teuersten Urin der Welt haben.

Bei Mineralien verhält es sich oft anders.
Am Beispiel von Quecksilber und Blei wissen wir, dass sich diese Stoffe auch im Körper anlagern können.

Wer glaubt, einen Vitamin- oder Mineralstoffmangel zu haben, kann sich bei seinem Hausarzt ein Differentialblutbild machen lassen und hat dann Klarheit. Wer es ganz genau wissen will, kann auch eine Haaranalyse heranziehen.
Vergewissern Sie sich dabei, dass Ihr Arzt Stillschweigen über eventuelle andere Funde bewahrt. Vielleicht wollen Sie ja noch einmal als Fußballtrainer arbeiten.

Wenn Sie nicht bereits irgendeine Mangeldiät angefangen haben, wird Ihr Arzt Ihnen in mehr als 99,99 % aller Fälle einen ausgewogenen Mineralhaushalt attestieren.
Wer mit dem Mineralstoffhaushalt herumspielt, spielt im Extremfall sogar mit seinem Leben. Es gibt nicht wenige Todesfälle von Sportlern, die zu extrem am Kalium-Natriumhaushalt herumgespielt haben und Selen steht nicht zufällig neben Arsen im Periodensystem der Elemente.

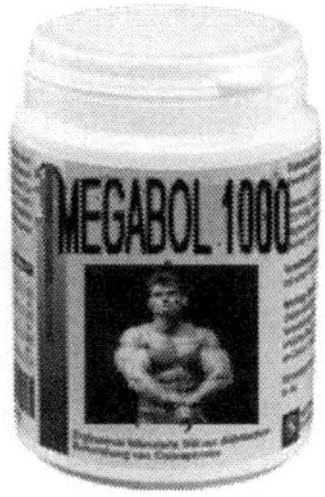

Leistungsbooster

Isolierte und verzweigtkettige Aminosäuren, NOX-Booster, Testosteronförderer, diverse Wirkstoffe, die den Wachstumshormonausstoß erhöhen sollen, und vieles mehr tummeln sich im Angebot.
Nirgendwo sonst ist die Phantasie der Hersteller im Bezug auf Nomenklatur und Wirksamkeit ihrer Produkte so groß.
Da wird mit dem Namenszusatz „Anabol“ eine extreme Wirksamkeit suggeriert und eine „thermogenese“ Wirkung verspricht Ihnen den Diäterfolg.
Und wir lachen über Naturvölker und ihren Aberglauben.

Was ich all diesen Supplements positiv anrechnen muss, ist, dass keine Nashörner hierfür gejagt werden. Deren Horn wird ja bekanntlich als Potenzmittel in Asien hochgeschätzt. Damit erschöpfen sich aber auch schon meine positiven Aspekte.
Ich könnte mich nun Produkt für Produkt mit den einzelnen „Wirkstoffen“ auseinandersetzen, aber nicht einmal diese Zeit sind sie wert.

Es gibt ein oftmals kritisiertes, weil sehr pedantisch gehandhabtes, Gesetz in Deutschland. Nach diesem Gesetz sind sinngemäß

alle Mittel, die eine medizinische Wirkung über den Kamillentee und ein paar Tassen Kaffee hinaus haben, apothekenpflichtig.
Ja, Aspirin und Paracetamol, die Sie anderenorts im Supermarkt bekommen, gibt es in Deutschland nur in der Apotheke. Was über die Wirkung vom pflanzlichen Hustensaft hinausgeht, gibt es nicht auf dem freien Markt und schon gar keine Potenzmittel oder Anabolika.
Dieses Gesetz hat nicht den Sinn, Apothekern eine Daseinsberechtigung zu verschaffen und die schon sprichwörtlichen Apothekenpreise zu erzielen.
Es dient der Gesundheit.
Was wirkt, hat auch Nebenwirkungen und kann bei falscher Dosierung zu schweren Schäden führen. Der Satz „Zu Risiken und Nebenwirkungen fragen Sie Ihren Arzt oder Apotheker" ist keine bloße Floskel, sondern kann lebenswichtig sein.
Es bleibt jetzt jedem überlassen, sich zu überlegen, was wahrscheinlicher ist.

Der deutschen Gründlichkeit ist die ach so unauffällig agierende Supplementbranche entweder komplett entgangen oder das ganze Zeug gehört in die Kamillenteeliga.
Das soll bitte den Stellenwert von Kräutertee, den ich im Krankheitsfall sehr schätze, nicht herabsetzen. Aber wir wissen auch um seine Grenzen.

Ganz tückisch wird es, wenn Sie Supplements aus dem Ausland beziehen möchten. Der Internethandel macht hier ja vieles möglich. Einige dieser Supplements fallen unter die deutsche Apothekenpflicht, es gibt sogar solche, in denen Anabolika beigemischt wurden.
Da können Sie sich auch gleich an den Anabolikaschwarz-

markthändler Ihres Vertrauens wenden und wissen wenigstens, woher spaßige Nebenwirkungen wie Stimmbruch bei den Damen, Schrumpfhoden bei den Herren oder üble Akne für alle stammen.

Frei nach dem chinesischen Schwimmtrainer: „Unsere Sportlerinnen sollen ja schwimmen und nicht singen.“

Die Zusammensetzung der Nahrung

Woher die Energie und die Baustoffe für unseren Sport nehmen? Diese Frage wird alle Nase lang unterschiedlich beantwortet.

Die Langstreckenläufer feiern wahre Nudelorgien vor einem Wettkampf, während bei den Bodybuildern aktuell mal wieder low-carb modern ist.
Zwischendurch wird immer wieder über die notwendige Menge an Fett in der Ernährung diskutiert.

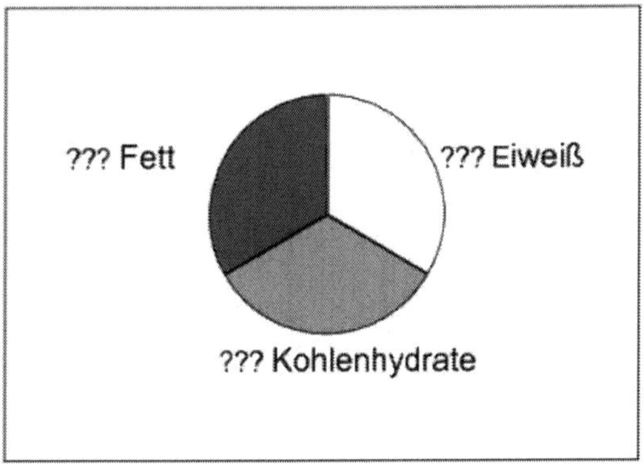

Vorschläge zu X% Fett, Y% Kohlenhydrate und Z% Protein tauchen immer wieder auf und versetzen mich in Erstaunen.

Wie schön, dass ein paar „Wissenschaftler" ermittelt haben, wie Milliarden von Menschen essen müssen, obwohl mir mein Körper manchmal am Montag etwas komplett anderes empfiehlt als Mittwoch, im Sommer etwas anderes als im Winter.
Mal habe ich einfach keinen Appetit auf Fleisch, sondern möchte einen Salattag einlegen.
Dann mag ich einfach das Müsli morgens nicht, sondern habe lieber Lust auf Spiegelei.
Kann das dann so falsch sein?

Gibt es denn **den** Ernährungsweg überhaupt?

Funktionieren wir da alle gleich?

Wie ausgeklügelt muss Ernährung eigentlich sein?

Zwei kleine Beispiele dazu, wie unterschiedlich Menschen auf Nahrungsmittel reagieren können und wie sehr man sich selber mit vermeintlich optimierter Planung schaden kann. Die Namen sind natürlich geändert und ich benutze immer „Karl".
Karl, weil es den Namen irgendwie nicht mehr gibt. Was ist eigentlich aus diesem schönen, alten, deutschen Namen geworden, der Könige zierte? Unter den Kevins, Pascals und Justins findet sich kein Karl mehr. Sollte dieses Buch allein schon dazu führen, dass der Name Karl nicht ausstirbt, habe ich es nicht umsonst geschrieben.

Zu den Beispielen:
Karl der I. kam drei Wochen vor einem Wettkampf zu mir und war verzweifelt. Karl war schon 60 Jahre und wollte noch einmal an einem Bodybuildingwettkampf in seiner Altersklasse teilnehmen. Alles hatte er „optimiert", sich Vorträge angehört und Bücher gelesen. Dann hatte er über Wochen eine aufs Gramm ab-

gewogene, akribisch geplante, Ernährung eingehalten. Mit niederschmetterndem Ergebnis.
Karl sah für einen 60-Jährigen gut aus, aber definitiv nicht wie jemand, der in drei Wochen einen Wettkampf bestreiten könnte.
Nach langem Gespräch kam dann heraus, dass Karl eigentlich keinen Reis mag. Als Herr älteren Baujahrs waren ihm solcherlei exotische Nahrungsmittel zuwider.
Das kannte ich von zu Hause. Einen Teller mit Reis oder gar Nudeln hätte mein Vater recht schnell zum Diskus umfunktioniert.
Die Empfehlung aller „Experten" zu Reis und Pute als Wettkampfnahrung hatte Karl aber trotzdem eingehalten.
Reis raus, Kartoffeln rein, Pute raus, Schnitzel rein und aufhören, alles abzuwiegen, wirkte Wunder.
Binnen weniger Tage veränderte sich Karls Aussehen radikal und er wurde deutscher Meister seiner Altersklasse.

Richtig viel Geld hatte Karl der II. ausgegeben.
Die Person, die er kontaktiert hatte, war ja sehr bekannt und selber sehr erfolgreich. Der Ernährungsplan wurde detailliert ausgeklügelt und auf ein Trainingssystem angepasst.
Geld hatte Karl der II. ja genug und so war es auch kein Problem, dass er etwas davon ausgab, um seinem Körper etwas Gutes zu tun.
Und dann das!
Er war am Boden zerstört, fühlte sich schwach, kaputt, antriebslos, und am Telefon erklang die Stimme eines Hundertjährigen.
Nach Durchsicht des Nahrungsplans war zunächst auch keine Lösung in Sicht. Da war nichts Auffälliges. Sicher auch nichts, das die Kosten hierfür gerechtfertigt hätte, aber eben auch nichts, das Karls Elendszustand hätte erklären können.
Und dann kommt so nebenbei im Gespräch heraus, dass Karl

Tierschützer ist und eigentlich bisher vermieden hat, Tiere als Nahrungsmittel zu betrachten.
Also Pute raus, Fisch raus, Milchprodukte rein und gespannt auf Karls nächsten Anruf warten.
Der erfolgte zwei Wochen später und ich musste nachfragen, ob es die gleiche Person ist. Voller Stolz berichtete er mir von neuen Trainingsrekorden und Dingen, die dieses Buch hier zu einer ‚frei-ab-18'-Version machen würden.
Karl der II. hat nie Wettkämpfe bestritten, aber sein Erfolg war vielleicht von noch größerer Wichtigkeit als der Pokal von Karl dem I..

Überall auf diesem Planeten leben und arbeiten Menschen. Auf völlig verschiedene Weise, mit völlig unterschiedlichem Nahrungsmittelangebot.
Nahezu überall gibt es dicke, dünne, große, kleine, mehr oder weniger muskulöse Menschen.
Der Mensch ist die einzige Spezies, die es wohl aufgrund ihrer Anpassungsfähigkeit geschafft hat, sich über den gesamten Planeten zu verbreiten.
Und das lange bevor es den Import von Nahrungsmitteln gab. Der Eskimo am Pol isst anders als jemand, der in einer tropischen Klimazone lebt. Die Basis des einen ist Robbenfleisch und Fisch, dem anderen wächst das Obst förmlich in den Mund.
Es gibt sogar Religionen, die jedwede Form des Tötens untersagen und man trägt dort einen Mundschutz, um nicht versehentlich Fliegen zu verschlucken.
Alle diese Menschen leben, wachsen und arbeiten. Der menschliche Organismus ist offensichtlich in der Lage, sich auf vielfältige Weise zu versorgen und sich dem Nahrungsangebot zu einem großen Teil anzupassen.

Natürlich stellt sich bei einem Sportler die Frage nach der Optimierung. Aber sollte diese tatsächlich so unendlich weit weg von der gelebten Normalität eines Menschen in seiner Region sein?

Zu viele Gegenbeispiele sind allgegenwärtig.
In vielen asiatischen Kampfsportschulen wird eine primär pflanzliche Kost gepredigt. Die Leistungen der Sportler zeigen deutlich, dass es ihnen offensichtlich an nichts mangelt.
Die südamerikanischen Gauchos hingegen arbeiten bis ins hohe Alter hinein und ernähren sich zum größten Teil von Fleisch.
Die Gladiatoren des alten Roms aßen nicht, wie man früher vermutete, Fleisch und noch mehr Fleisch, sondern ihre Nahrung basierte zum größten Teil auf pflanzlichen Elementen. Sie waren im alten Rom als „Getreideknirscher" bekannt, da sie fast ausschließlich Getreide und Bohnen aßen.

Es gibt ganz offensichtlich nicht **die** allgemein gültige Ernährung. Schon gar nicht, wenn man es über Klimazonen hinweg betrachtet.
„Nur Fleisch macht stark" ist ebenso unsinnig wie die Notwendigkeit von fünfmal täglich Obst oder Gemüse, eine der jüngsten Stilblüten aus der Wiege der Ernährungswissenschaftler.
Wäre letzteres für den menschlichen Organismus zwingend notwendig, hätte die Menschheit früher keinen Winter überlebt.

Muss man Ernährung bis ins kleinste Detail täglich planen?
Auch das halte ich für unnütz.

Es gab immer Zeiten mit mehr oder weniger üppigem Nahrungsangebot. Der menschliche Körper kann kurze und auch längere Phasen unterschiedlicher Nahrungszuführung sehr gut kompensieren, ohne dabei nennenswert an Leistung einzubüßen.

Bei den Naturvölkern ist nicht jeder Jagdtag erfolgreich und nicht jeden Tag sammelt man die gleiche Menge Früchte ein.

Daher lautet ein einfacher Tipp: mehr auf den Körper hören.
Sie kennen sicher das Gefühl, wenn man im Sommer eher Lust auf einen Salat statt auf eine warme Mahlzeit verspürt, oder im Wintersport eher deftiges bevorzugt. Sie kennen auch Nahrungsmittel die sie schon immer bevorzugt zu sich genommen oder abgelehnt haben. Das alles ist nicht ohne Grund.

Nahrungsmittel, bei denen Sie sich nicht wohlfühlen, sind im Regelfall auch nichts für Sie. Und das Trägheitsgefühl nach zu viel essen sollte jedem als Alarmsignal dienen. Dass man mit Süßwaren und Junkfood vorsichtig sein soll, bedarf auch keiner großen Erklärung.

Ein Körper, den man mit Sport belastet, meldet sich ganz von alleine und verlangt nach den Nahrungsmitteln, die er benötigt. Vertrauen sie ihm, er ist ihr bester Ratgeber.

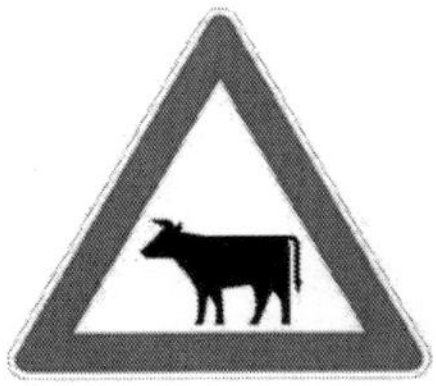

Protein

Die heiligste aller Kühe im Bodybuilding ist das Protein.
„Du machst Bodybuilding, dann nimmst du bestimmt Eiweiß.“

Den Satz in abgewandelter Form kennen sicherlich alle, denen der Sport bereits sichtbare Erfolge vermittelt hat. Aber das Phänomen Eiweiß ist auch allgegenwärtig.
Gebetsmühlenartig wird Ihnen eingetrichtert, dass Ernährung und dort ganz besonders das Protein die Basis allen Erfolgs ist. Ihnen und Außenstehenden wird förmlich suggeriert, dass Proteinshakes Wunderwirkstoffe sind, die den Anabolika gleich kommen.

Kennen Sie noch Schlehmil, den Buchstabendealer aus der Sesamstraße?
„Hey, du!“ „Wer, ich?“ „Psssssssst! Ich habe hier ein ‚P‘ für dich.“

Eine ähnliche Szene konnte ich jahrelang in einem Viersener Gym beobachten. Mit gedämpfter Stimme kaufte dort jeden Monat eine schmächtige Gestalt eine Dose Protein an der Theke.
Trainiert hat der Herr dort nie. Aber seinem Auftreten nach war er der festen Überzeugung, eine Art illegaler Wirksubstanz erworben zu haben. Eine Veränderung an seiner Figur habe ich über die Jahre aber nie bemerkt. Vielleicht hätte er ja zwei Dosen oder eine andere Geschmacksrichtung kaufen sollen.

Mindestens 2 g pro kg Körpergewicht wird Ihnen da empfohlen. Manchmal noch sehr viel mehr.
Vom Baustoff, von dem Sie gar nicht genug bekommen können, lesen Sie überall. Ein Stoff, der, in Massen eingenommen, Ihren kompletten Hormonhaushalt zum Positiven wendet.

Stellen Sie bei „Wer wird Millionär" Ihrem Telefonjoker folgende Frage: „Wer schafft es, täglich über 500 g Protein zu essen?"
Ein Zoologe würde auf ein Löwenrudel schließen.
Der Archäologe würde Sie auf die falsche Zeitform aufmerksam machen, da der T-Rex schon seit geraumer Zeit ausgestorben ist.
Sie nehmen den 50:50-Joker und es bleibt:
‚Eine vierköpfige Familie in einer Woche' und ‚Ein Bodybuilder'.

In der Tat gibt es Beispiele genug von Kraftsportlern, die große Mengen Fleisch zu sich nehmen und Gewichthebern, die man früher dazu nötigte, täglich drei Kilogramm Quark zu essen.
Aber ist das notwendig? Brauchen Kraftsportler tatsächlich so viel mehr Protein und wenn, dann wie viel?

Die „Untersuchungen" und Aussagen der Supplementhersteller sind sich dahingehend einig, dass man gar nicht genug Protein in sich hinein schaufeln kann.
Aber kennen Sie noch den alten Witz: „Rauchen ist gesund! Dr. Marlboro." ?

Die unabhängigen Sportinstitute machten ebenfalls Untersuchungen zu diesem Thema.
Es waren kontrollierte, wissenschaftlich fundierte Messreihen. Informieren Sie sich ruhig darüber, es ist ja kein Geheimnis.

Die Institute und Sportuniversitäten geben ihr Wissen gerne Preis. Alle diese Untersuchungsreihen kamen zu folgendem Ergebnis:
Es gibt keinen wesentlich erhöhten Proteinbedarf für Kraftsportler!
Die Empfehlungen gehen hier kaum über die für den Normalbedarf hinaus.

Da ich im Vorwort gesagt habe, dass hier keine Kernphysik betrieben wird, erspare ich mir die Details dieser Studien und führe zusätzlich ein kleines Rechenbeispiel für den viel zitierten gesunden Menschenverstand heran.

Muskeln bestehen zu knapp ¾ aus Wasser und der Rest ist größtenteils Protein. In einem Jahr will ich nun 5 kg Muskeln aufbauen. Wenn Sie der Ansicht sind, das wäre ja nicht so viel, dann lassen Sie sich bei Ihrem Metzger einmal 5 kg Fleisch zeigen. 5000 g Muskeln bestehen aus 3750 g Wasser, verbleiben 1250 g Protein. 1250 g Protein geteilt durch 365 Tage, Schaltjahre lassen wir hier außen vor, macht 3,4 g Protein. 3,4 g zusätzliche Bausubstanz benötigen wir also täglich, um in einem Jahr 5 kg Muskeln aufzubauen.

Jetzt können Sie darüber diskutieren, wie effizient der Mensch Nahrungsprotein nutzt. Wenn aber die deutsche Gesellschaft für Ernährung 0,8 g pro kg Körpergewicht vorschlägt, und man 3,4 g zusätzlicher Bausubstanz benötigt, dann sind hierfür sicher keine 100 g Zusatzprotein und mehr von Nöten. Sollten Sie also nicht einen 180 kg schweren, muskelbepackten Körper haben, benötigen Sie keine 200 g Protein am Tag und mehr.

Falls Sie doch einen 180 kg schweren muskelbepackten Körper haben, möchte ich Sie herzlich auf dem Planeten Erde begrüßen. Parken Sie bitte Ihr Raumfahrzeug nicht auf dem Radweg und verspeisen Sie keine Homo Sapiens.

Bitte essen Sie weiterhin viel Fleisch, Fisch, Quark und Eier, wenn Sie diese Nahrungsmittel sehr gerne mögen und sie Ihnen gut bekommen. Aber es besteht definitiv keine allgemeine Notwendigkeit dazu.
Die Regel lautet weiterhin: Essen Sie die Nahrungsmittel, die Ihnen gut tun.

Sie benötigen genügend Baustoffe, um etwas zu bauen.
Aber wenn Sie dreimal mehr Steine als notwendig auf die Baustelle setzen, stehen sie nur im Weg und behindern die Arbeiter.

Zusammenfassend

Damit will ich den Exkurs in die Regionen der Ernährung auch abschließen.

Unterm Strich sollte man dem ganzen Thema nicht zu viel Beachtung schenken. Wenn es bei Ihnen trotz der sportlichen Betätigung mit dem Ab- oder Zunehmen, dem Bodybuilding nicht so recht voran geht, dann können Sie gerne ein wenig mit der Ernährung, immer unter Berücksichtigung des sich dabei Wohlfühlens, experimentieren.
Und wenn Sie Geld übrig haben, dann experimentieren Sie ruhig mit dem einen oder anderen Nahrungsergänzungsmittel, versprechen Sie sich aber keine Wunder davon.

Eines sollten Sie bei aller lobenswerten körperlichen Ertüchtigung nicht vergessen: Es gab und gibt immer Menschen in allen Varianten von groß bis klein und von dick bis dünn. In all diesen Gruppen gibt es Leute, die recht gesund sehr alt geworden sind.

Mit Brachialgewalt, nur um einem Schönheitsideal zu folgen, schlank zu werden, wenn es dem eigenen Körpertypen total widerspricht, scheint mir nicht der Weg zur Gesundheit zu sein.

Betreiben Sie Bodybuilding, fordern und formen Sie Ihren Körper und fühlen Sie sich wohl dabei. Sie werden sich wundern, wie unglaublich dieser Sport Ihren Körper verändern kann.

Aber folgen Sie keinen falschen Idealen und versuchen Sie es nicht über extreme Ernährung zu erzwingen.
Ein erzwungenes, unvernünftiges Training kann zu bösen Verletzungen führen.
Eine extreme, unvernünftige Ernährung kann weitaus schlimmere Folgen haben.

Von Mythen und Märchen

Bodybuilding und Fitness, das kommt doch aus Amerika

Sollte man meinen.
Von dort kamen in den 80ern auch die meisten Impulse und das Profigeschehen spielt sich fast ausschließlich dort ab.
Alleine schon die Begrifflichkeit lässt vermuten, dass es seine Wurzeln im englischsprachigen Raum hat.
Aber weit gefehlt.

Bodybuilding hat auch nicht wirklich mit den Idealen der alten Griechen zu tun, auch wenn man diese immer wieder gerne als Vergleich heranzieht.
So galt zwar der männliche Körper dort als das höchste Schönheitsideal. Frei nach Schopenhauer: „Das niedrig gewachsene, schmalschulterige, breithüftige und kurzbeinige Geschlecht das Schöne nennen, konnte nur der vom Geschlechtstrieb umnebelte männliche Intellekt."
Oder wie es mein Schwiegervater viel einfacher sagt: „Schau dich mal in der Natur um! Die Männchen sind immer bunter, imposanter und schöner als die Weibchen."

Irgendwie kann ich mir aber trotzdem meine Heterosexualität nicht abgewöhnen, auch wenn sie in Deutschland ja schon fast als unmodern gilt.
Die damaligen Statuen zeugen aber doch eher von knabenhaft androgynen Idealen. Michelangelos David würde wohl schon nach der Vorrunde eines jeden Bodybuildingwettkampfes wieder zurück ins Gym geschickt werden. Und auch der schon sehr viele massivere und seinerzeit schon göttlich überzeichnete, muskulöse Herkules von Farne hätte keine Finalchancen.

Bodybuilding kommt nicht aus Amerika, Griechenland oder Anabolien. Bodybuilding hat seine Wurzeln in Deutschland und England.
Die Person, die man schlichtweg als Urvater des Bodybuildings bezeichnet, ist Eugene Sandow. Noch heute ist die höchste Trophäe im Bodybuildingsport eine Statue dieser Person.
Eugene Sandow hört sich jetzt nicht so sehr deutsch an, Friedrich Wilhelm Müller aber schon eher. Mit eben diesem Namen lag er am 02. April 1867 auf der ostpreußischen Wickelkommode.
Eugene Sandow tat etwas, das zu seiner Zeit sehr populär war. Er trat mit allerlei Kraftakten auf Jahrmärkten als stärkster Mann der Welt auf. Ein Titel, den viele Männer zeitgleich auf diese Weise für sich beanspruchten. Nun trafen immer wieder einmal zwei dieser „stärksten Männer der Welt" aufeinander und meist ließ es sich schwer vergleichen, wer denn der stärkere sei.
Der eine verbog Hufeisen, der nächste jonglierte mit Eisenkugeln, es gab Hebebühnen, auf denen dann wie auf einer Beinpresse ganze Gruppen von Menschen gestemmt wurden und andere hoben mit ihren Zähnen Dinge hoch, dass es Dr. Best die Freudentränen in die Augen getrieben hätte.

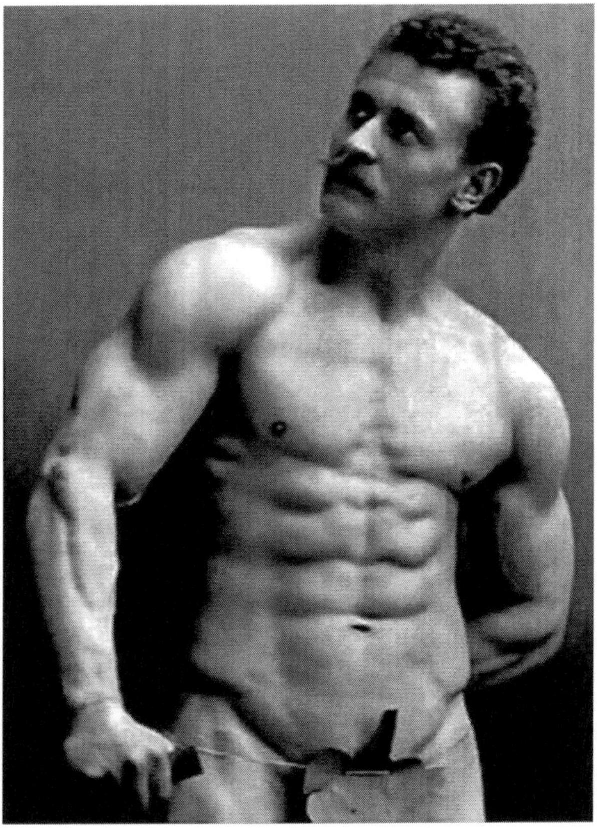

Eugene Sandow (alias Friedrich Wilhelm Müller)

Um da den Stärksten zu ermitteln, musste man sich schon auf die Disziplin des Anderen einlassen. Das erinnerte ein wenig an die Strongmen-Wettbewerbe, die es auch heutzutage noch gibt. Wer da gewinnen will, muss ein Allrounder sein.

Beim damals sehr beliebten Posieren der Kraftmenschen fielen die Allrounder auch gleich positiv auf. In Bärenfellen oder ganz gewagt mit überdimensioniertem Feigenblatt (die Träger dieser Bekleidung würden natürlich behaupten, dass die Größe des Feigenblattes angemessen gewählt sei) wurden dann die Muskeln präsentiert.

Und wo der eine starke Beine und der andere starke Arme hatte, da war der Allrounder gleichmäßig mit Muskeln versehen. Und diese Ausgeglichenheit war es auch, die Eugene Sandow zu vielen Siegen und großer Aufmerksamkeit verhalf. Der Gedanke, das ganze schwere Heben gleich wegzulassen und die Muskeln für sich sprechen zu lassen, war da wohl schnell geboren.

Eugene Sandow veranstaltete schon 1901 in England mit „The Great Competition“ den ersten Bodybuildingwettkampf. In den Folgejahren hatte man in Europa mit ganz anderen Dingen zu tun als sich dem Sport zu widmen, aber die Idee wurde in den USA weitergeführt. 1946 wurde dort der erste unabhängige Bodybuildingverband gegründet, aber auch schon 1948 fand in London der erste Mr. Universum-Wettkampf statt.

Die WEIDER-Prinzipien

Über diesen Begriff stolpert man in den „Fachpublikationen" immer wieder. Nahezu alles wird mit Weider-Prinzipien erklärt. Man könnte vermuten, der gute Mann hätte das Ein- und Ausatmen erfunden und damit organisches Leben auf diesem Planeten erst ermöglicht.

Wer ist dieser Weider und was hat es mit diesen Prinzipien auf sich?
Als sich Bodybuilding und Fitness vom reinen Exotentum zu einer größeren Sportbewegung entwickelte, waren die Brüder Weider mit dabei.
Joe Weider tat damals etwas sehr Wichtiges. Er nahm Kontakt zu nahezu allen Größen dieses Sports auf und sammelte zusammen, was er dort an Trainings- und Ernährungsphilosophien vorfand. Dann sortierte er ein wenig, fasste hier und da etwas zusammen und publizierte seine Erkenntnisse als Weider-Prinzipien in seinen Muskelmagazinen.
Dass Joe Weider dabei als Erfinder all dieser Prinzipien auftrat und sich selber als Trainer der Champions betitelte, schreiben wir einfach mal einem großen Ego zu.

Was aber wichtig war, ist, dass mit der Publikation noch so verschiedener Prinzipien der Gesamthorizont erweitert wurde.

Schnell wurde klar, dass erheblich mehr als ein Weg nach Rom, bzw. zum Ruhm führte und unabhängig voneinander vieles gültig sein musste.

Hanteltraining war zu jener Zeit noch primär von den Vorstellungen und Zielsetzungen anderer Sportarten bestimmt. Ein Training mit Gewichten zur Verbesserung der allgemeinen Fitness und der Figur war weitestgehend verpönt. Hanteltraining galt außerhalb vom Gewichtheberlager teilweise noch als unsinniger, wenn nicht sogar unfairer, Vorteil, um seine Leistungsfähigkeit in anderen Sportarten zu verbessern.
Zitat aus einem 70er-Jahre-Action-Streifen: „Sie trainieren bestimmt mit Gewichten?“ „Ja, und Sie?“ Antwort: „Mit Motorblöcken.“
Natürlich besiegte der „naturstarke“ KFZ-Mechaniker den mit „Hantelkunstmuskulatur“ versehenen Sportler später. Und das sogar mit einem Arm.
Hanteltraining um seiner selbst Willen hatte etwas schon fast Unanständiges und eine systematische Erarbeitung von Trainingsprinzipien fand, wie schon erwähnt, daher auch an renommierten Sportstätten nicht statt.

Noch 1981 empfahl man dem Schreiber dieser Zeilen an einer Sportuniversität: „Zum Kraftaufbau einfach gegen eine Mauer stellen und feste drücken.“

Zum damaligen Zeitpunkt war ich schon zweifacher Juniorenlandesmeister im Bodybuilding. Das kommt wohl davon, wenn man in der Schule immer in der Ecke stehen muss. Da kann man dann auch gleich immer feste gegen eine Mauer drücken.

Statt von Sportwissenschaftlern Neues zu erfahren, ignorierte man die komplette Entwicklung des Hanteltrainings und tabuisierte das Thema hartnäckig.
Da Bodybuilding nicht als Sport galt, musste sich die Bodybuildingszene andere Wege suchen. Aufzuhalten war sie nicht mehr und aktuell gibt es wohl mehr Bodybuilder als Fußballer in Deutschland.
Joe Weider legte mit seiner Sammlung einen wichtigen Grundstein für das Bodybuilding.

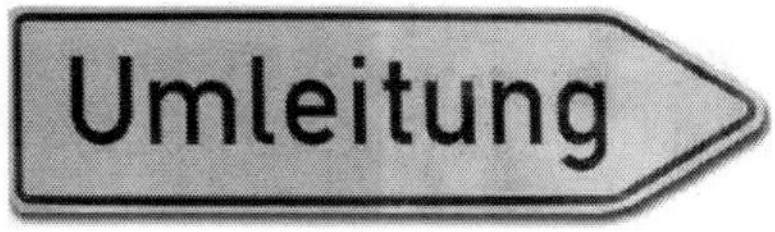

Mein (Um)Weg zum Erfolg

So oder so ähnlich lauten die meisten Bücher über unseren Sport.
Warum sind die Wege aber so dermaßen unterschiedlich? Da generiert die Navigationssoftware wohl selbstständig immer neue Straßen und Wege, Abkürzungen und Umleitungsempfehlungen.
Der Erfolg scheint aber den Verfassern all dieser Bücher Recht zu geben.

Nun, zunächst einmal führt jede Form der muskulären Belastung zu einer Anpassungsreaktion. Die mag nicht optimal sein, aber sie ist da. Der Körper ist da je nach grundsätzlichem sportlichem Potential sehr gnädig.
Wer von Haus aus schon die Veranlagung hat, Muskeln aufzubauen, der wächst, egal was er beim Training anstellt. Er wächst nicht mit maximaler Effizienz, aber es stellen sich trotzdem deutliche Erfolge ein.

Ergo wird er das, was er da tut, als Erfolgssystem betrachten. Kam er im Zuge dieser Entwicklung schon zu Titelehren, war es nur ein kurzer Weg bis seine Art zu trainieren bald kopiert wurde.
Wenn dann jemand ein vermeintliches Erfolgsgeheimnis hatte, hütete er es oft wie den heiligen Gral. Er nutzte sein Wissen, um

mit seinem Erfolg und dem der von ihm trainierten Leistungssportler zu werben, um damit neue Mitglieder in sein Gym zu bekommen.

Das war in den Anfangsjahren der Branche noch die Mitgliederwerbung Nr. 1. Sie werden es kaum glauben, aber in den 80ern kaufte man sich diese Leute förmlich gegenseitig aus den Gyms. Im Ruhrgebiet spielten sich kleine Dramen ab, wohin der Sieg der prestigeträchtigen Essener und Oberhausener Meisterschaft jährlich ging. Den Sieger zu stellen, konnte für den Inhaber des entsprechenden Gyms gut und gerne 50 zusätzliche Mitglieder bedeuten.
Erfolgreiche Sportler in Folge des speziellen Erfolgsgeheimnisses bedeuteten bares Geld. Und weil Menschen die Angewohnheit haben, nichts so wenig zu glauben wie einfache Wahrheiten, stieg die Akzeptanz dieser „Geheimnisse“ direkt proportional zum hiermit verbundenen Aufwand und zu ihrer Komplexität.

Vieles wurde dadurch ungeprüft und anhand von Einzelerfolgen zum allgemein gültigen Trainingsprinzip erkoren. Das galt leider nicht nur für Trainingsprinzipien, sondern auch für alle Zusatzmittelchen legaler und illegaler Natur. Denn schon immer suchten Menschen nach dem einfachen Weg, dem Nürnberger Trichter für die Bildung und dem Zaubertrank der Gallier für Kraft und Unbesiegbarkeit. „Verrate mir dein Geheimnis“, war ein oft zu hörender Satz.

So gab es die Geschichte von einem Athleten, der 500 km mit dem Auto fuhr, um die Mülltonne eines Konkurrenten zu stehlen. Er suchte darin nach Beipackzetteln, Proteindosen und anderem, um dessen Geheimnisse zu erfahren. Dies wäre wohl nie bekannt geworden, wenn ein ehrlicher Bürger nicht den Diebstahl bemerkt und sich das fremde Kennzeichen notiert hätte. So nahm das Recht seinen Lauf. Was dann bei den freundlichen Kollegen in grüner Uniform als Grund für den Diebstahl einer prall gefüllten Mülltonne angegeben wurde, entzieht sich jedoch meiner Kenntnis.

Andere machten sich immer wieder einen Scherz aus dieser Gralssuche. Wer als Studiobesitzer Kontakte zu den Profis aus Amerika hatte, gab häufig unter dem Siegel der Verschwiegenheit neue Geheimnisse an ausgesuchte Kreise weiter.
Dabei machte sich auch so manch einer einen Scherz aus der Sache und beobachtete mit unterdrücktem Lachen, wie seine Erfolgsrezepte von leichtgläubigen Menschen in die Tat umgesetzt wurden.

Da waren kiloweise rohes Fleisch und ganze Honiggläser unmittelbar vor dem Training noch die Empfehlungen der harmloseren Natur.
Wer Pech hatte, der bekam monatelanges Sexverbot und hielt sich auch noch daran.

Ist Ihnen schon einmal ein Kraftsportler begegnet, der trotz erhöhtem Testosteronspiegel zölibatär lebt? Der Vergleich zu einem Dampfkochtopf mit kaputtem Ventildeckel zwingt sich da förmlich auf.
Ich bin auch froh, dass es die Mehrzahl der ganz speziellen Geheimnisse nicht bis in die Fachmagazine geschafft hat.
Städte und Gemeinden hätten wohl um die Bodybuildingstudios augenblicklich Gummiwände bauen lassen.

1

Arnold Schwarzenegger, Numero Uno!

Das würde eigentlich unter „Mein Weg zum Erfolg“ fallen, aber es würde der Person Arnold Schwarzenegger nicht gerecht werden.
Man darf eigentlich kein Allgemeinwerk über Bodybuilding schreiben, ohne Arnold zumindest ein kleines Kapitel zu widmen. Keine andere Person in gleich welchem Sport hat so eine Sonderposition wie Arnold Schwarzenegger im Bodybuilding.
Selbst Muhammad Ali im Boxsport, Kaiser Franz im Fußball oder Michael Schuhmacher im Rennsport können sich nicht mit Arnolds Glanz in der Welt des Bodybuildings messen.

Das Phänomen Schwarzenegger zu erklären fällt schwer. Vergleicht man Arnold mit einigen der anderen mehrfachen Mr. Olympia-Titelträger, kommt man der Antwort näher.
Arnold war der herausragende Sportler einer Epoche. Ronnie Coleman war noch erfolgreicher.
Arnold war in Punkto Muskelmasse seiner Zeit weit voraus. Sergio Oliva war noch vor der Ära Schwarzenegger wesentlich massiver.
Arnold war intelligent und redegewandt. Frank Zane war Ma-

thematiklehrer. Arnold setzte neue Maßstäbe in der Kombination Muskelmasse und Definition. Dorian Yates legte die Messlatte hier um einiges höher.
Arnold war groß und wirkte trotz seiner Muskelmasse athletisch und nicht plump. Lee Haney übertrifft in dieser Hinsicht alle anderen Titelträger. Arnold war sehr engagiert, machte eine gute Öffentlichkeitsarbeit und war auch außerhalb seiner Wettkämpfe sehr präsent. Jay Cutler stand Arnold in dieser Hinsicht in nichts nach.

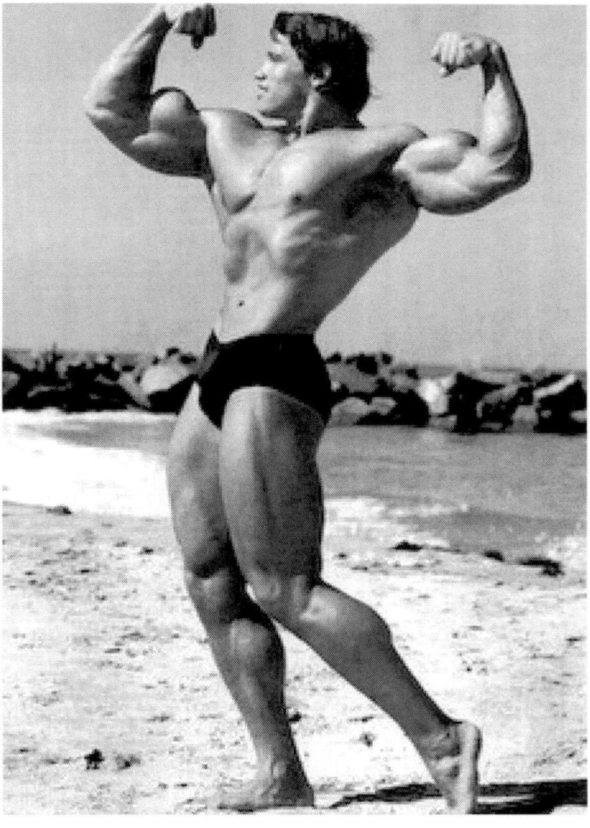

Aber nur Arnold vereinte nahezu alle positiven Eigenschaften früherer und späterer Sieger. Seine spätere Karriere als Unternehmer, Filmstar und Politiker machen ihn zu einer Jahrhundertpersönlichkeit. Und anders als so mancher später erfolgreiche Ex-Sportler hat Arnold seine sportlichen Wurzeln nie verleugnet, sondern stets als Basis seines Erfolges angeführt. Arnold ist auch aktuell durch die von ihm organisierten Arnold Classics, einem der prestigeträchtigsten Bodybuildingwettkämpfe, in seinem Sport aktiv.

Unzählige Anekdoten, mit mal mehr und oft auch weniger hohem Wahrheitsgehalt, werden über ihn erzählt. In diesem Buch habe ich auch ein paar einfließen lassen und versichere feierlich, dass sie zur Kategorie mit hohem Wahrheitsgehalt gehören.
Und wenn sie noch Geld für ein zweites Buch haben, dann gönnen sie sich seine Memoiren.

Arnold ist einfach Nummero Uno.

Immer wiederkehrender Unsinn

Ich bin ja recht froh, dass so einiger Unsinn kaum mehr zu hören ist.
Die Aussage, dass Bodybuilder alle schwul sind, hat mittlerweile ausgedient.
Das wäre bei knapp 6 Millionen Menschen in Deutschen Fitnesscentern, auch dann, wenn man den Kölner Raum mit einbezieht, doch recht hoch gegriffen.
Dass wir alle dumm wie die Pantoffeltierchen sind mag hier und da sicherlich zutreffen, aber allein schon der Kauf dieses Buches beweist klar das Gegenteil.
Leider halten sich innerhalb der Szene einige kaum weniger dumme Aussagen hartnäckig.
Einige davon werden in den nachfolgenden Abschnitten von mir beleuchtet.

Laufen macht dünne Beine

Kaum ein Gerücht hält sich hartnäckiger im Bodybuilding als dieses.
Wenn Fitnessstudios Rolltreppen hätten, würden viele Bodybuilder diese benutzen, damit ihnen nicht auf dem Weg nach oben der Quadrizeps abhanden kommt.

Als Beispiel wird dann der Marathonläufer gegen den Sprinter gestellt. Dieses Beispiel zeigt auch gleich, wie peinlich wenig man oft aus der Welt des Hantelsports über den Tellerrand hinaus schaut.

Glauben Sie, 100-Meter-Läufer laufen nie weiter als 100 m?
Versuchen Sie einmal, 100 Meter zu sprinten - Sie werden schnell merken, dass es eine ganz schön lange Strecke ist und Ihnen nach knapp 50 m die Luft knapp wird.
Um hier Reserven aufzubauen, ist auch für den Sprinter Ausdauertraining über längere Strecken angesagt. Und mit genau dieser zusätzlichen Ausdauer geht es dann wieder in das Sprinttraining.
Kein Sprinter käme auf die Idee, dass ihm durch das zusätzliche Ausdauertraining Muskulatur verloren ginge.
Und der Marathonläufer benötigt keine Zeppeline, die ihm aus

der Sporthose schauen, sondern eine leichte, möglichst effizient arbeitende Ausdauermuskulatur.
Aber haben Sie schon einmal gesehen, was mit diesen Leuten passiert, wenn sie sich aufs Krafttraining verlegen?
Ich vergesse nie, wie ein früherer Radrennfahrer in einem Düsseldorfer Gym anfing, auf Bodybuilding umzusteigen. Der brauchte fast jede Woche neue Jeans und ich habe den Kerl dafür gehasst.
Ich kämpfte seit Jahren um jeden Zentimeter Beinumfang und hätte für diese Oberschenkel wohl einen Mord begangen. Betreiben Sie regelmäßig Ausdauertraining. Nicht nur, weil es gut für Ihr Herz ist, sondern auch, weil es die Durchblutung des ganzen Körpers verbessert. Es verbessert den Nährstofftransport in Ihrem Körper und verschafft Ihnen die Kondition, um ein gutes Hanteltraining zu absolvieren.

Wenn Sie sich nicht auf extreme Langstrecken verlegen, macht Laufen keine dünnen Beine, sondern es schafft eine gute Basis für weiteres Muskelwachstum.

Es gilt früher wie heute: Vogel fliegt, Fisch schwimmt, Mensch läuft.

Bauchmuskeltraining alleine macht schon einen dünnen Bauch

In allen möglichen Broschüren und Werbefilmen werden die abenteuerlichsten Konstrukte beworben. Von der Metallkonstruktion über den Taillentwister mit Gummiwiderstand, bis hin zum Elektroschocker fürs Sixpack werden da der Phantasie kaum Grenzen gesetzt.
Spanische Inquisitoren hätten sicherlich viel Freude an den Gerätschaften gehabt und so mancher mittelalterliche Ketzerprozess hätte damit aufgelockert werden können.

Viel Schaden richten diese Dinge, außer an Ihrem Geldbeutel, nicht an, aber jede ganz normale Standardübung erfüllt kostenfrei den gleichen Zweck. All diesem ist aber eines gemeinsam: Wenn sich überhaupt etwas am Bauchumfang ändert, dann wird dieser größer, nicht kleiner. Denn zu dem, was schon da ist, kommen ja noch ein paar massive Muskeln hinzu.
Ein Sixpack im Speckmantel.

Wenn man dieses sichtbar machen will, muss der Speckmantel weg. Das Training der Bauchmuskeln alleine ist viel zu wenig energieraubend, als dass hiervon Fett verschwinden würde.

Der Weg führt eher über das Training großer Muskelgruppen. Kniebeugen und Kreuzheben verbrennen da ungleich mehr als jede Bauchübung. Man könnte sagen, dass unter diesem Gesichtspunkt ein Beintraining dem sichtbaren Sixpack dienlicher ist als ein Bauchtraining. Was den flachen Bauch angeht, wäre es damit immer noch nicht genug, denn oftmals wölben sich dicke, definierte Bauchmuskeln rund heraus und das Bild erinnert ein wenig an eine Schildkröte. Eine schon fast vergessene Tatsache ist, dass für den flachen Bauch primär der tiefer sitzende Transversus Abdominis zuständig ist.

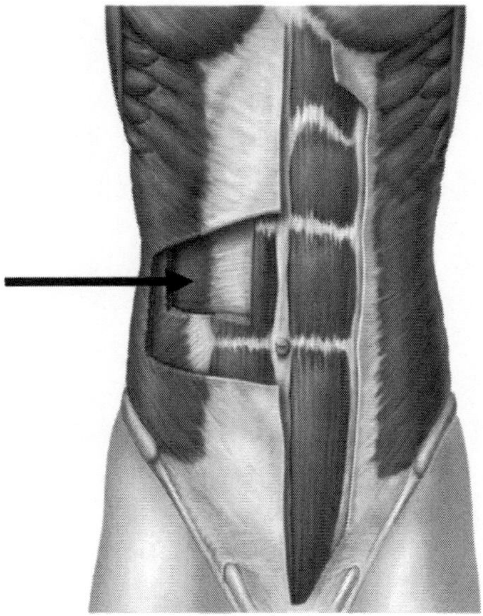

(a)

An ihm liegt es, ob das sichtbare Sixpack sich heraus wölbt oder wunschgemäß flach erscheint. Diesen Muskel kann man nicht mit klassischem Bauchmuskeltraining trainieren, sondern mit speziellen Atemübungen. Diese Atemübungen gehörten früher zu jedem Bodybuildingtraining dazu und sind heute leider fast völlig in Vergessenheit geraten.

Eine typische Atemübung ist die „kotzende Katze". Haben Sie schon einmal eine Katze gesehen, die ein Fellknäuel hochwürgt? Wenn nicht, erkläre ich kurz, was Sie zu tun haben. Gehen Sie auf alle Viere, dann atmen Sie einige Male normal ein und aus. Jetzt atmen Sie alle Luft komplett aus den Lungen heraus, spannen Ihre Bauchmuskeln an und ziehen den Bauch dann hoch zur Wirbelsäule. Das Ganze sieht von der Seite ein wenig aus wie die eben beschriebene Katze.
Sie müssen dabei nicht Fellknäuel herauswürgen, sondern diese Position lediglich einige Sekunden einhalten.
Wiederholen Sie dies einige Male, wie Sie es mit einem Trainingssatz tun würden. Wenn Sie diese Atemübung Ihrem Bauchmuskeltraining hinzufügen, werden Sie das wunschgemäße Waschbrett für die 30-60°-Wäsche bekommen.

Nur Grundübungen bringen Muskelmasse

Immer wieder wird auf die Wichtigkeit der sogenannten Grundübungen hingewiesen. Diese würden mehr als andere das Muskelwachstum fördern und sind Pflicht in jedem Trainingsprogramm.
Kniebeugen, Kreuzheben und Bankdrücken werden da gebetsmühlenartig gepredigt.

Sie haben kurze Arme und einen mächtigen Brustkasten? Dann sind Sie mit dem Bankdrücken sicher sehr zufrieden.
Sie haben lange Arme und sind eher flachbrüstig? Dann kennen Sie das Problem, dass Ihnen Schultern und Arme schmerzen, aber die Brustmuskulatur meldet sich nicht.
Sie sind sehr groß? Dann kennen Sie sicher das größte Problem bei der Kniebeuge. Über den sehr langen Weg drückt Ihnen das Gewicht auf den Rücken und bei einer kleinen unkontrollierten Bewegung machen sich Rücken und Knie schmerzhaft bemerkbar.

Natürlich sind die Übungen, bei denen viele verschiedene Muskelgruppen in Kombination miteinander arbeiten müssen, sehr gut, um das Zusammenspiel eben dieser zu verbessern. Man sollte sich daher auch immer wieder einmal an ihnen versuchen.

Wenn Sie aber diese Übungen kaum in den zu trainierenden Muskelgruppen spüren, sondern an ganz anderer Stelle oder Sie Ihnen sogar Schmerzen in den Gelenken bereiten, dann gehören sie erst einmal nicht in Ihre Trainingsroutine. Sie können keine Muskulatur mit Übungen kräftigen, die Sie nicht in den betreffenden Muskeln fühlen. Ihre Muskeln wissen nicht, welche Übung sie gerade ausführen.
Wenn Ihre Oberschenkel bei der Beinpresse schmerzen und wenn Ihre Brustmuskeln beim Kabelzug jammern, dann werden sie sich mit Muskelwachstum gegen diese Quälerei zu wehren versuchen.
Ihre Muskeln passen sich der Belastung an. Womit Sie sie belasten, ist ihnen völlig schnuppe.
Wie und warum man Grundübungen trotzdem für sich nutzen kann, steht im Kapitel „Das Prinzip der Vorermüdung."

No pain, no gain

Ein Zitat, mit dem man immer wieder konfrontiert wird. Das deutsche Gegenstück dazu wären wohl Sätze wie „Medizin muss bitter schmecken."

Immer wieder wird man auf die Notwendigkeit hingewiesen, alles im Training zu geben. Da nimmt man dann das biologische Prinzip der oberschwelligen Reize als Argumentation hinzu.

Aber stimmt das denn auch?
Müssen Sie sich bei jedem Training halb umbringen, um Fortschritte zu erreichen? Müssen Sie sich da in einem Maße quälen, für das die Dorfdomina reichlich Geld kassieren würde? Müssen Sie in den Folgetagen einen Muskelkater haben, der ihre Bewegungsabläufe auf das Niveau eines 95-Jährigen reduziert?
Nein, müssen Sie nicht!
Das mag alles für den Hochleistungssportler zutreffen, der auf Rekordjagd ist. Für Sie kann so etwas aber auch brandgefährlich sein. In jedem Grundkurs für Übungsleiter oder Sportlehrer kennt man die Arndt-Schulz-Regel.
Wenn man sich die beiden Extrempositionen ansieht, dann müssen Sie dabei eines bedenken: Einen Leistungsabfall durch zu niedrige Trainingsreize kann man schon bei der nächsten Trainingseinheit wieder kompensieren.

Eine Zerrung oder Schlimmeres durch überzogen hartes Training kann Sie um Monate zurückwerfen.

Arndt-Schulz-Regel:
zu niedrige Reize = Leistungsabnahme
mittlere Reize = Funktionserhaltung
Stärkere Reize = Leistungssteigerung
extrem starke Reize = Funktionsschädigung

Für Sie sollte demnach zunächst einmal folgende Regel gelten: Jedes Training ist besser als gar kein Training!

Der Mensch ist keine Maschine und wir müssen keine Biorhythmen und anderes heranziehen, um zu wissen, dass unsere Leistungsfähigkeit variiert. Wenn Sie sich frisch und ausgeruht fühlen, werden Sie Ihr Training ganz von selber mit der notwendigen Energie durchführen.
Ein paar Zusatztipps, wie man sich da extra motivieren kann, folgen noch. Wenn Sie sich krank fühlen, dann bleiben Sie zu Hause und schonen Sie sich. Wenn Sie mal an einem Tag nicht gut drauf sind, dann machen Sie das, was geht. Bewegen Sie sich. Pumpen Sie ein wenig Blut durch Ihre Muskulatur. Versorgen Sie Ihren Körper mit Sauerstoff.

Das alles wird vielleicht kein Muskelwachstum bewirken, ist aber die beste Regeneration für Ihren Körper. Diese aktive Erholung ist viel effizienter als eine komplette Ruhephase. Dazu optimieren

sich bestimmte Bewegungsabläufe, wenn die Belastung mal etwas moderater ausfällt.
Beim nächsten Training geht es dann mit vollen Akkus wieder ans Werk und Sie werden scheinbar mühelos neue Bestleistungen erzielen.
Das mag den Arbeitgeberverband jetzt schmerzen, aber ständig 100% und mehr zu geben, klappt weder im Job noch beim Sport. Es gibt Einzelfälle, die damit ganz nach oben kommen, aber die Mehrheit landet im Krankenhaus.

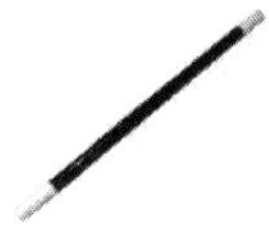

Es gibt keine Wunder – nur Training

Ein kurzer Exkurs in die allgemeine Trainingslehre

„Ich kenne einen Bodybuilder, der hat große Muskeln und ist gar nicht stark“ oder „Dem Klaus-Dieter sieht man nichts an und der hat Riesenkräfte“.

Solche oder ähnliche Sätze haben Sie sicher schon oft gehört oder selber schon benutzt. Es mag diese beiden Typen aus welchen Gründen auch immer geben, aber das spielt für Sie keine Rolle.
An der folgenden physiologischen Tatsache geht kein Weg vorbei: Die Kraft, die ein Muskel ausüben kann, ist abhängig vom Querschnitt der beteiligten Muskelfasern.

Sobald Sie gelernt haben, alle Fasern zu benutzen, geht zur weiteren Leistungssteigerung kein Weg an größeren Muskeln vorbei. Oder wie man im Motorsport sagen würde: Das Einzige, was besser ist als viel Hubraum, ist noch mehr Hubraum. Da kann man noch so sehr an der Drehzahl des Motors basteln.

Im Umkehrschluss gilt: Wenn man größere Muskeln will, muss

man diese einfach mehr belasten.
Wenn man einen 10 kW-Motor mit 11 kW belastet, geht er kaputt.
Wenn man einen 10 kW-Muskel mit 11 kW belastet, bekommt man einen 11 kW-Muskel.

In den folgenden Kapiteln werde ich, ohne den Anspruch auf Vollständigkeit, einen kleinen Überblick über diverse Trainingssysteme, Philosophien und Methoden geben. Jedes einzelne System lässt sich sehr viel detaillierter beschreiben und mit sehr vielen Fachbegriffen ausschmücken. Viele Bücher wurden schon damit gefüllt, meist mit dem Anspruch, ein System zum einzig wahren erklären zu wollen.
Davon nehme ich ganz weit Abstand und theoretisch könnten Sie die folgenden Kapitel überspringen und sich später damit beschäftigen.
Sollte Ihnen mein Schreibstil bis hierhin gefallen haben, lesen Sie einfach weiter. Ich gebe mir Mühe, keine trockenen Exkurse auszuführen. Sobald Sie das Ganze eher verwirrt als informiert, überschlagen Sie ein paar Kapitel und lesen Sie bei „Warum einfach, wenn es doch so schön kompliziert geht“ weiter.

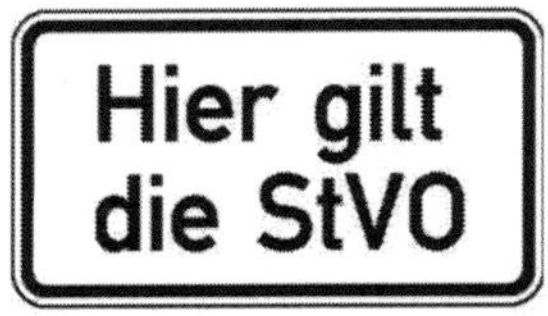

Ein paar Vokabeln vorab

Mit 99%iger Wahrscheinlichkeit ist das jetzt ein überflüssiges Kapitel. Denn warum kauft (sollten Sie immer noch beim Durchblättern im Buchhandel sein, dann aber jetzt mal fix zum Bezahlen an die Kasse) man sich ein Buch mit einem muskelbepackten Typen auf dem Cover, wenn man noch gar keine Erfahrung mit dem Sport hat? Aber da man ja auch auf Mikrowellengeräte Aufdrucke pappt, in denen darauf hingewiesen wird, keine Haustiere darin aufzuwärmen, sichere ich mich kurz ab.
Das Training einer Muskelgruppe unterteilt sich in Übungen, Sätze und Wiederholungen.

Übungen: Das bedarf nun wirklich keiner Erklärung.
Wiederholung: Eine komplette Bewegung einer Übung, z.B. der Kniebeuge, von oben herunter und wieder herauf nennt man eine Wiederholung.
Satz: Mehrere Wiederholungen schließen sich zu einem Trainingssatz zusammen.

Im Regelfall trainiert man eine Muskelgruppe mit mehreren Übungen, die man wiederum in mehreren Trainingssätzen mit einer bestimmten Anzahl an Wiederholungen ausführt.

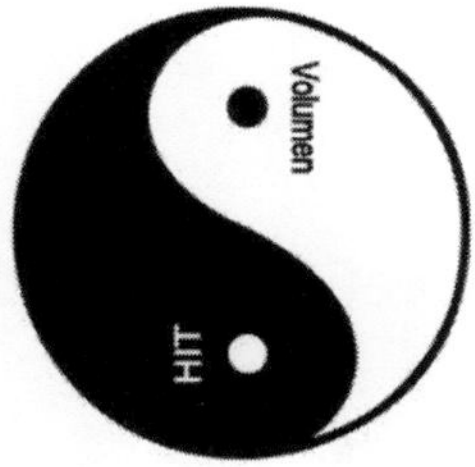

Yin und Yang des Hantelsports

Wie so oft gibt es hier auch im Bodybuilding zwei Pole, wie sie auf den ersten Blick gegensätzlicher nicht sein könnten.
Wenn Reporter eine Sportlerin oder einen Sportler nach der Dauer des täglichen Trainings fragen, dann werden sie von Sportlerinnen und Sportlern
der jeweils gleichen Disziplin nahezu identische Aussagen bekommen.
Wenn sie Aktiven des Bodybuildings die gleiche Frage stellen, sind sie mitten drin im Krieg der Trainingsphilosophien.
„Viel hilft viel." und „Weniger ist mehr" stehen sich in tiefen Schützengräben gegenüber.

Die Befürworter der jeweiligen Richtung bekriegen sich, wo sie nur können und haben jeweils mächtige Fürsprecher.
Bringen wir ein wenig Licht in diesen dunklen Zwiespalt .

Challenger Nr. 1: Volumentraining

Viel hilft viel, das hat der Opa schon immer gesagt und ohne Fleiß kein Preis und vor den Erfolg haben die Götter den Schweiß gesetzt. Und Letztgenannter muss in Strömen fließen.
Diese und viele andere Aussagen hören und lesen Sie, wenn man vom Volumentraining schwärmt.
Im Klartext: Wenn es nicht mehr weiter geht, muss man einfach mehr trainieren.
So und nicht anders lautete die Philosophie und das Erfolgsrezept der 70er.

Populärster Fürsprecher zweifelsfrei Arnold Schwarzenegger, „The God of Bodybuilding". Wie schon erwähnt, **die** Ikone des Sports, allenfalls zu vergleichen mit Kaiser Franz oder Muhammad Ali. Mehr trainieren, das kann heißen mehr Sätze, mehr Übungen, mehr Trainingseinheiten.
Nicht mehr Wiederholungen pro Satz. Da verlässt man im Bodybuilding nur sehr selten den Bereich von mehr als 15 Wiederholungszahlen.

Besonders bei großen Muskelgruppen wie dem Rücken geht es dann auch darum, aus möglichst vielen verschiedenen Winkeln heraus anzugreifen. Also vom Klimmzug über diverse Ruderübungen zu den Hyperextensions, das volle Programm. Dies dann gleich mehrmals in der Woche.

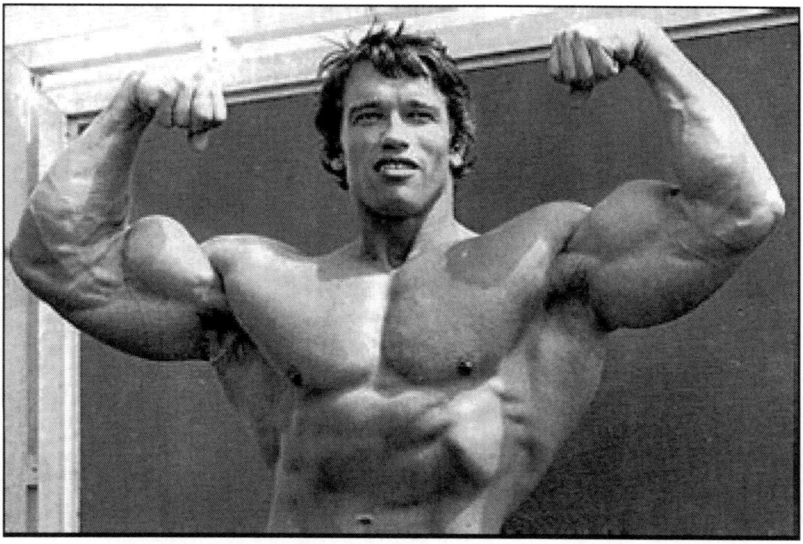

Sportler, die ein solches Pensum nicht durchhielten, waren eben ungeeignet fürs Bodybuilding. Um genügend Energie für das Training zu haben, musste man bergeweise essen und im Idealfall Bodybuilding als full-time-Job ansehen.

„Essen, trainieren, schlafen“ galt als das Erfolgsgeheimnis.

Das ging dann teilweise so weit, dass eine richtige Arbeitsstelle als Hindernis angesehen wurde. Ich weiß noch, wie man mir in einem öffentlichen Café den 8-Stunden-Job ausreden wollte. Das würde doch dem sportlichen Erfolg kontraproduktiv entgegenstehen.

Eine mir angebotene, seinerzeit in Bodybuilderkreisen wohl durchaus mehrheitsfähige Einkommensquelle lehnte ich dankend und mit hochrotem Kopf ab. Die Damen haben mir hoffentlich mittlerweile verziehen, dass ich nicht als Arbeitgeber in dieser Branche agieren wollte.

Aber das wäre ja auch nur vorübergehend, denn nach dem Erfolg käme ja die Filmkarriere à la Steve Reeves, Reg Park oder eben Schwarzenegger und ich sollte mir doch um die Zukunft mal keine Sorgen machen.

Hin und wieder treffe ich einige der potentiellen Filmstars der 80er und beobachte sie bei Arbeiten in den öffentlichen Grünflächenanlagen.
Ab und an verkneife ich mir auch nicht die Frage danach, welcher Film denn dort gerade gedreht würde.

Zurück zum Thema.
Volumentraining war und ist vielfach ein probates Mittel unter Hantelsportlern und, genügend lange Regenerationsphasen vorausgesetzt, scheint es auch früher wie heute zu wirken. Die großen Energiemengen, die man bei einem mehrstündigen Training verheizt, reduzieren dazu noch ganz automatisch den Körperfettgehalt. Verfechter des Volumentrainings argumentieren auch damit, dass es die Ausdauer stärkt. Wer seine Oberschenkel eine Stunde lang mit 4 Übungen zu je 5 Sätzen attackiert hat, benötigt kein weiteres Ausdauertraining mehr.
Mannigfaltige Variationen unter immer neuen Namen sind hier bekannt, deren Begrifflichkeiten ich mir aber bis auf eine erspare. Diese eine nenne ich so gerne, weil man daran erkennen kann, welche Stilblüten manche Dinge treiben können.
Ich wurde Zeuge bei der Geburt eines noch heute immer wieder auftauchenden Begriffes.

Einer der erfolgreichsten deutschen Bodybuilder der späten 70er und frühen 80er wurde nach einem Rezept gefragt, welche Übungen die besten wären.

Die Antwort war erstaunlich einfach: „Mache von einer Übung 10 Sätze mit je 10 Wiederholungen. Da, wo es dir in den nächsten Tagen weh tut, da wirkt diese Übung bei dir."

Und schon war von einem, der das aufschnappte, das German Volume Training geboren. 10 Sätze zu je 10 Wiederholungen wurden statt zur Ermittlung individuell optimierter Übungen zum Trainingssystem erklärt.
Die ganz Harten machten dann auch gleich 3 verschiedene Übungen mit natürlich 10 Sätzen zu je 10 Wiederholungen.
Weh getan hat das auf jeden Fall.

Aber Schmerz an sich galt ja schon als gutes Zeichen.

Der Herausforderer: HIT - Hochintensitätstraining

Das HIT-Training geht vom gegensätzlichen Standpunkt aus. Wenn der Muskel wachsen soll, muss man ihn nicht mehr, sondern weniger und dafür intensiver belasten.
Dieses Trainingsprinzip setzt darauf, in möglichst kurzer Zeit einen möglichst intensiven Trainingsreiz zu setzen.

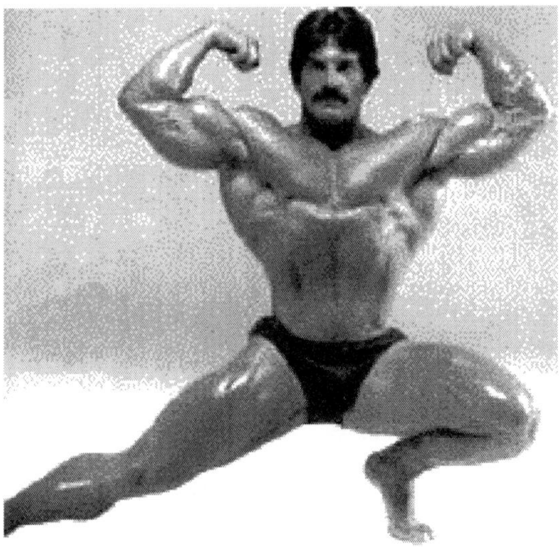

Arthur Jones gilt gemeinhin als Erfinder dieses Prinzips und sein Verkünder war Mike Mentzer. Mike war das Idol der Europäer. Arnold war zurückgetreten und der neue Mr. Olympia Frank Zane war eher das Idol der neu aufkommenden Breitensportbewegung.

Aber der massive Mike Mentzer, der mit neuen, „wissenschaftlichen“ Methoden an das Bodybuilding heranging, war der Aufklärer Ende der 70er-Jahre. Seine unter der Bezeichnung „Heavy Duty“ verfassten Trainingsphilosophien stellten die damalige Bodybuildingwelt auf den Kopf.

Mike griff alles an, was vorher als Gesetz galt. Sowohl die Methoden als auch die Personen. Seine Rivalität zu Arnold gipfelte beim Mr. Olympia 1980 nur dank des beherzten Einsatzes der halben Backstage-Truppe nicht in einer wüsten Schlägerei.

Bei HIT geht es darum, in möglichst kurzer Zeit den Muskel möglichst intensiv zu reizen. Also nicht mehr, sondern immer weniger und dafür intensiver trainieren lautet die Devise.
Er führte das biologische Prinzip der unterschwelligen und oberschwelligen Reize an. Nur auf diese oberschwelligen Reize würde unser Körper reagieren.
So wie uns 100 leise Geräusche nicht stören, ein lauter Knall uns aber gewaltig zusammenzucken lässt. Will man den Muskel zum Wachstum zwingen, bedarf es eben dieses Knalls.
Ein weiterer Argumentationsansatz ist der, dass HIT dem Körpersystem weniger Energie abverlangt. Damit ist HIT für zwei Zielgruppen besonders interessant:
Die erste Gruppe sind die Menschen, die wegen eines schnellen Stoffwechsels kaum mit dem Essen nachkommen. Da benötigt man eine Trainingsform, die nicht noch zusätzlich riesige Kalorienmengen verbraucht.
Die zweite Gruppe, und da setzte Mentzer primär an, sind die Leute, die bereits große Muskeln haben. Große Muskeln belasten das Herz-Kreislaufsystem beim Training mehr als kleine. Da gibt das Versorgungssystem eher auf als der Muskel. Es bleibt einem

schlichtweg die Luft weg, obwohl der Muskel noch gar nicht wirklich gefordert wurde.
Ein HIT Training dauert dann auch selten länger als eine halbe Stunde. Knapp 2-3 Sätze für eine Muskelgruppe genügen hier.
Um den Muskel maximal zu reizen, arbeiten sie hier mit knapp 6-8 langsamen, verzögerten Bewegungen. Wenn Sie das Gewicht nicht mehr bewegen können, machen Sie noch einige zusätzliche Wiederholungen mit Hilfe.
Zum Abschluss lassen Sie das Gewicht nur noch ein paar Mal kontrolliert ab.
Im Anschluss an so einen Trainingssatz können Sie den Muskel für eine kurze Zeit kaum noch willentlich bewegen.
Eine ganze Reihe weiterer Variationen, um den Muskel in möglichst kurzer Zeit maximal zu reizen, verfeinern die Methode noch. Das hört sich sehr schmerzhaft an und ist es auch.

Wer sich das erste Mal durch ein HIT-Programm gequält hat, in dem keimt der Verdacht auf, dass die Methode eher aus dem Mittelalter stammt. Arthur Jones hätte es als Folterknecht weit gebracht und in den Museen ständen heute keine eisernen Jungfrauen und Streckbänke, sondern Kniebeugenständer und Hantelbänke.
HIT Training kann sehr effizient sein und auch wenn dem viel zu früh verstorbenen Mike Mentzer der ganz große Erfolg stets verwehrt blieb, hatte HIT dann später den wohl erfolgreichsten Fürsprecher mit dem sechsfachen Mr. Olympia Dorian Yates.
Zwischen den Grundphilosophien mehr oder intensiver trainieren gibt es unzählige Abstufungen. Und viele Methoden führen an die eine oder andere Belastungsform systematisch heran.

Oldies but Goldies

Ein paar Klassiker

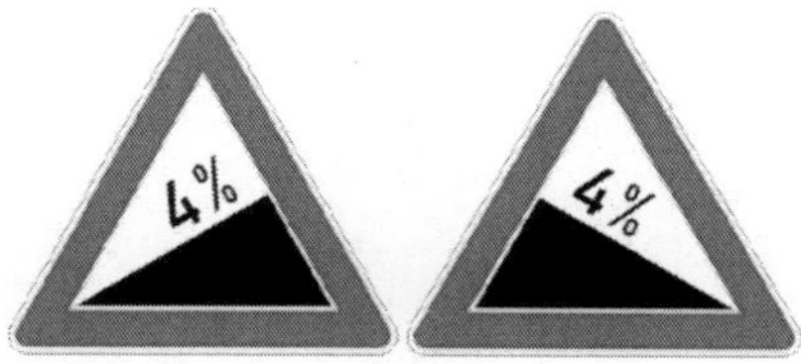

Das Pyramidentraining

Das Pyramidentraining ist so ziemlich das bekannteste Trainingsprinzip und fast so alt wie seine Namensgeber. Im Normalfall steigert man von Satz zu Satz das Trainingsgewicht und verringert dabei die Wiederholungszahl.

Eine typische Pyramide kann folgendermaßen aussehen:

Wiederholungen	Kraft
15 Wiederholungen	60 %
12 Wiederholungen	70 %
10 Wiederholungen	80 %
6 Wiederholungen	85 %
2 Wiederholungen	95 %

Da besonders bei den niedrigen Wiederholungszahlen und den hohen Gewichten die Verletzungsgefahr steigt, wird auch gerne in einer abgestumpften Pyramide gearbeitet.

Beispiel für eine abgestumpfte Pyramide:

Wiederholungen	Kraft
15 Wiederholungen	60 %
12 Wiederholungen	70 %
10 Wiederholungen	85 %
8 Wiederholungen	80 %
6 Wiederholungen	85 %

Weitere Variationen sind die umgekehrte Pyramide, bei der man nach gründlichem Aufwärmen mit den hohen Gewichten beginnt.

Wiederholungen	Kraft
2 Wiederholungen	95 %
6 Wiederholungen	85 %
10 Wiederholungen	80 %
12 Wiederholungen	70 %
15 Wiederholungen	60 %

Und die doppelte Pyramide, bei der man sich erst langsam mit den Gewichten hocharbeitet und dann wieder herunter:

Wiederholungen	Kraft
12 Wiederholungen	60 %
10 Wiederholungen	70 %
8 Wiederholungen	80 %
6 Wiederholungen	85 %
6 Wiederholungen	85 %
8 Wiederholungen	80 %
10 Wiederholungen	70 %
12 Wiederholungen	60 %

Man kann sich vorstellen, dass letztgenannte Variante ganz schön auf die Kondition geht. Und nach solchem Training fühlen Sie sich wie die Pyramidensklaven im alten Ägypten.

Das Pyramidentraining findet immer noch sehr viel Anwendung, es führt schonend an schwere Lasten heran und bietet in seinen Variationen viel Spielraum für individuelle Ziele. Die Pyramide lässt sich beliebig nach oben oder unten erweitern oder abflachen, je nachdem ob man den Schwerpunkt eher bei der Maximalkraft oder der Kraftausdauer anlegen möchte.
Man kann also Pyramidentraining hochintensiv oder recht voluminös ausführen.

Das Prinzip der höheren Tonnage

Ein ebenfalls sehr altes und bekanntes Prinzip.
Um eine Trainingsleistung quantifizieren zu können, addiert man einfach bei gleichbleibender Übungsauswahl das insgesamt bewegte Gewicht.
Nun kann man versuchen, mehr Gewicht pro Training zu bewegen oder die gleiche Tonnage in kürzerer Zeit zu bewegen.
Wenn Sie also im Bankdrücken in 20 Minuten 5 Sätze zu je 10 Wiederholungen mit 80 kg machen, dann bewegen Sie in dieser Zeit 4 Tonnen Gewicht.
Jetzt können Sie auf verschiedene Weise versuchen, mehr Gewicht in der gleichen Zeit oder die gleichen 4 Tonnen kürzerer Zeit zu bewegen.

Versuchen sie 5 Sätze mit 85 kg zu absolvieren.
Versuchen sie 5 Sätze mit mehr als 10 Wiederholungen.
Versuchen sie 5 Sätze mit 80 kg in 15 Minuten
Versuchen sie 6 Sätze in 20 Minuten

Es gibt sicher noch mehr Varianten.
So oder so fordern Sie ihren Körper und zwingen ihn, mehr Arbeit zu leisten.

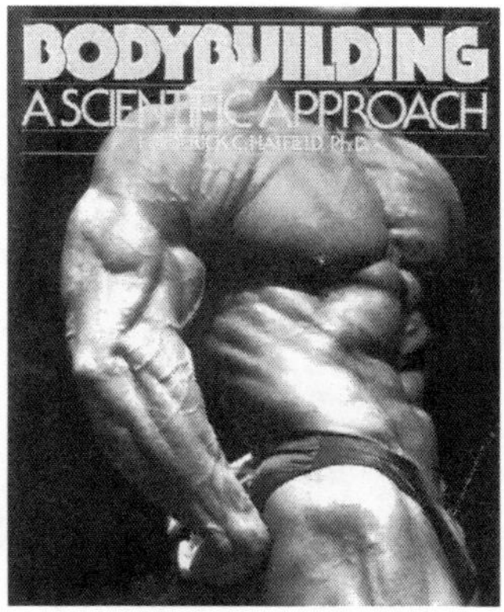

Das holistische Training

Dies ist eigentlich kein separates Trainingssystem.
Es ist der Ansatz, Bodybuilding auf ein sportwissenschaftliches Fundament zu setzen.
„Bodybuilding - a scientific approach“, also eine wissenschaftliche Annäherung, ist auch der Titel des dazugehörigen Buches.
Dr. Frederick Hatfield, ein sehr erfolgreicher Kraftsportler, beschäftigte sich Ende der 80er mit den physiologischen Grundlagen der Muskulatur und den daraus resultierenden notwendigen Trainingsreizen.

Er stellte klar, dass man einen Muskel sowohl intensiv als auch umfangreich trainieren muss, dass schwere Lasten ebenso wichtig sind wie hohe Wiederholungszahlen mit niedriger Belastung.
Um einen Muskel holistisch, also ganzheitlich, zu entwickeln, müssen eine optimale Durchblutung, eine intensive Reizung der Muskelfasern und eine Forderung an die Kraftausdauer bewerkstelligt werden.

Dazu wurden einige Musterpläne vorgeschlagen, z.B.:
Erst einige schwere, kurze und intensive Trainingssätze, dann einige mittelschwere umfangreiche und zum Abschluss noch einmal mit leichtem Gewicht Blut in den Muskel pumpen. Alles zu einer Trainingseinheit kombiniert.

Oder man trennt die Einheiten komplett voneinander.

Trainingstag 1: schwer und intensiv,

Trainingstag 2: mittelschwer und umfangreicher,

Trainingstag 3: leichte Gewichte und hohe Wiederholungszahlen.

Dabei lässt man nach den intensiven Trainingstagen mehr Pause bis zur nächsten Trainingseinheit als nach den mittleren und leichten.

Interessant ist in dem Zusammenhang, dass schon Arnold Schwarzenegger (man kommt im Bodybuilding einfach nicht um diesen Mann herum) ohne Kenntnis von wissenschaftlichen Fakten oft nach diesem Prinzip trainierte. Montag schwer, Donnerstag mittelschwer, Samstag leicht.
So gestaltete er instinktiv sein Training, wenn sich keine Fortschritte mehr einstellen wollten.

Dieses nach Gefühl agieren und sich nicht beirren lassen war sicherlich ein Grundpfeiler für seinen Erfolg.
Leider wurde vieles in Hatfields Buch missverstanden und die Beispielpläne zur Trainingsgestaltung nicht als solche genutzt. Man übernahm sie vielfach 1:1 und wenn sich damit kein Erfolg einstellte, verwarf man alles wieder.

Ein junger Bodybuilder und Sportstudent aus Deutschland übersetzte Passagen aus diesem Buch und ergänzte es in Zusammenarbeit mit Dozenten der Uni Köln. Seine Publikationen zählen definitiv zum Besten, was je über diesen Sport zu Papier gebracht wurde.
Leider wurden diese wissenschaftlichen Ansätze nicht fortgeführt und in Sportuniversitäten ernsthaft aufgenommen.
Mit der Aktion „Sport ist im Verein am schönsten" bezog man klar Gegenposition zu den kommerziellen Fitnessstudios. Das Thema gezieltes Bodybuildingtraining ist leider nach wie vor kein Lehr- und Studienthema an deutschen Universitäten.

Mit dem nächsten erfolgreichen Mr. Olympia kamen dann schnell wieder neue oder auch altbekannte Methoden unter neuem Namen auf und wurden publiziert. Damit geriet das wissenschaftliche Werk bald wieder in Vergessenheit bzw. wurde mit allen anderen Methoden auf eine Stufe gestellt.

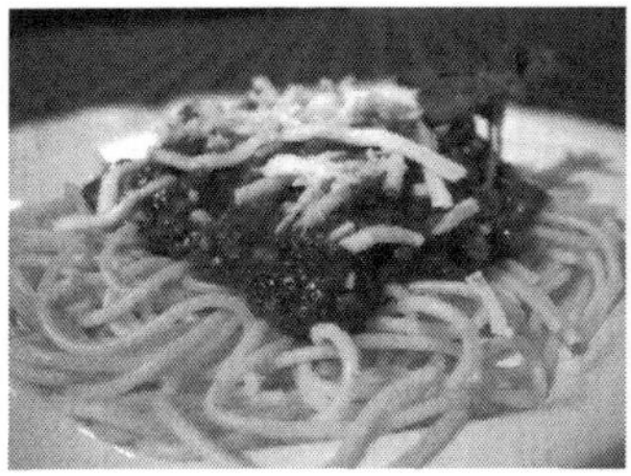

Das Trainingsprinzip der Glycogen-superkompensation

Dies ist ein sportwissenschaftlich durchdachtes Prinzip, das auch in der Leichtathletik vielfach angewendet wird.
Da aus Glycogensuperkompensation aufgebaute Trainingszyklen auch eine angepasste Ernährung erfordern, wird dieses Prinzip in allerlei Magazinen als Diätsystem unter vielen verschiedenen Namen angepriesen. Wie bei kaum einem anderen System muss man hier recht akribisch planen. Es ist daher ein System für den fortgeschrittenen Sportler.

Ganz kurz und knapp die theoretische Grundlage:
Man macht einige Tage eine kohlenhydratarme Diät und belastet den Körper mit einem Volumentraining, darauf folgt meist ein intensives Training unter weiterem Kohlen-hydratentzug.
Es folgen zwei Tage Pause, in denen man sehr kohlen-hydratreich isst.
Zum Abschluss geht es in ein Training, in dem man versucht, neue Spitzenwerte aufzustellen.

Durch den Kohlenhydratentzug und das anschließende Wiederauffüllen lagert der Körper vorübergehend mehr Glycogen und Wasser in die Muskeln ein, was zu mehr Kraft und Ausdauer führt.

Haben Sie schon einmal davon gehört oder gelesen, dass Ausdauersportler einen Tag vor dem Wettkampf große Mengen Nudeln essen? Das ist kein Werbegag von Miracoli, sondern hat seinen Grund in diesem Prinzip.

Superkompensationszyklen sind umso effizienter, je mehr Muskelsubstanz vorhanden ist und umso besser ein Sportler in der Lage ist, Kohlehydrate auch zu verarbeiten.
Wenn Sie zu den Leuten gehören, die es mit Obst, Brot, Nudeln etc. nicht so haben, dann kann das in der Aufladephase leicht zu Übelkeit führen, was den positiven Nutzen komplett zerstört.
Ebenso hat sich gezeigt, dass sich Superkompensationszyklen bei wenig Muskelsubstanz kaum bemerkbar machen.
5% - 10% mehr Glycogen und Wassereinlagerung ist unsinnig, wenn es 5%-10% auf nahezu nichts ist.

Als Bodybuilder teilt man bei so einem System den Körper in zwei Trainingstage auf, wie das Beispiel auf der nächsten Seite zeigt.
Es gibt dazu diverse Varianten, bei denen man z.B. kein HIT oder Pyramidentraining ansetzt, sondern alle Trainingstage mit Volumentraining absolviert.
Das unterliegt der jeweiligen Zielsetzung des Sportlers.

Volumen		P	HIT		P	Pyramidentraining		P	P
A	B		A	B*		A	B		
Kohlenhydratarme Diät				Kohlenhydratreiche Diät				ausgewogene Kost	

Beispiel:

Tag A: Beine, Waden, Brust, Schulter

Tag B: Rücken, Arme, Bauch

P = Pause

*Die kohlenhydratreiche Diät beginnt nach dem Training von Tag B

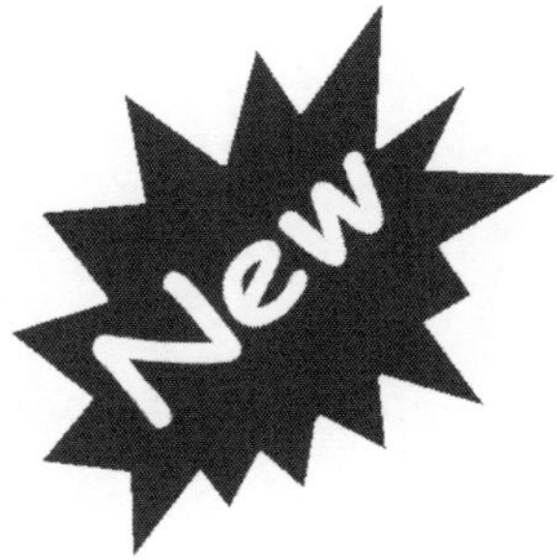

Die „Neuen"

HST, PITT, FST 7, und, und, und.
Lauter verschiedene Systeme.

Mal geht es darum, mehr Trainingseinheiten zu absolvieren, mal darum, mehr Wiederholungen aus einem Satz zu zaubern oder einfach ein maximales Aufpumpen durch extrem kurze Pausen zu ermöglichen.
Die Verfechter und Verfasser dieser „Trainingssysteme" haben sich mit dem einen oder anderen Aspekt sehr genau befasst und liefern über die bekannten Methoden hinaus verfeinerte Ansätze.
Vieles davon hatte man auch schon in den 60er und 70er Jahren praktiziert, aber nicht detailliert weiter ausgearbeitet.
Nachfolgend ein kurzer und deutlich vereinfachter Überblick über einige der „Neuen".

- **PITT**
- **HST**
- **FST-7**

P.I.T.T.

Professional Intensity Training Techniques

PITT basiert auf dem alten Rest-Pause System. Schon Mike Mentzer hat diese Methode zur Erhöhung der Trainingsintensität als HIT-Variante empfohlen.
Nicht nur morgens um halb 10 in Deutschland, sondern eben auch im Trainingssatz gönnen Sie sich hier eine Pause. Statt einfach zügig innerhalb eines Satzes Wiederholung für Wiederholung zu machen, pausieren Sie einige Sekunden zwischen jeder einzelnen.
Eine Methode, die Kraftsportler schon immer ganz gerne bei schwerem Kniebeugentraining benutzt haben.
Diese kleine Pause zwischendurch ermöglicht, erheblich mehr Wiederholungen mit einem bestimmten Trainingsgewicht zu absolvieren.
PITT gilt als besonders geeignet für sogenannte Hardgainer. Also für diejenigen, die sich sehr schwer mit der Gewichtszunahme tun. Durch die Intensivierung des Trainings sparen Sie Zeit und Energie.
Ein bis zwei PITT-Sätze genügen daher auch im Regelfall für eine Trainingseinheit. Bei der Übungsauswahl müssen Sie darauf achten, dass Sie sich in den Pausen auch komplett entlasten können. Da ist z.B. Bankdrücken unproblematisch, während Kabelziehen schon schwieriger zu bewerkstelligen ist.
Auch wenn das Grundprinzip hier nicht neu ist, so werden in den Publikationen hierzu eine Menge neuer Erfahrungen und Erkenntnisse eingebracht.

HST

Hypertrophy-Specific-Training

HST fällt sicherlich unter die Rubrik „sehr speziell".
Das HST-System versucht ebenfalls, ganzheitlich zu stimulieren, aber benutzt einen speziellen Trick.
Kaum ein anderes System wird kontroverser diskutiert und die Planung von HST-Zyklen ist recht aufwendig. Die Literatur hierzu ist sehr ins Detail gehend und ich versuche, hier nur einen groben Überblick zu vermitteln.

HST beruht auf der Annahme, dass der Muskel sich bei ständig steigernder Belastung auch dann anpasst, wenn diese Belastung submaximal erfolgt. Also nicht die absolute Belastungshöhe ist entscheidend, sondern der ständige Anstieg derselben. Bei HST versucht man, den Muskel gewissermaßen zu überlisten.
HST baut auf Zyklen auf: Mikrozyklen mit unterschiedlichen Belastungsanforderungen und Makrozyklen, die aus mehreren dieser Mikrozyklen bestehen.

Sie beginnen einen solchen Makrozyklus, indem Sie ein bis zwei Wochen gar nicht trainieren. Dann beginnen Sie mit Trainingseinheiten im Kraftausdauerbereich von ca. 15 Wiederholungen je Satz.
Der Gag dabei ist, dass Sie anfangs weit unter Ihren Möglichkeiten, also nicht bis zum Muskelversagen, trainieren. Erst von Trainingseinheit zu Trainingseinheit vergrößern Sie die Belastung. Innerhalb eines zweiwöchigen Mikrozyklus arbeiten Sie sich in der Trainingsbelastung nach oben und lediglich die letzten 1-2

Einheiten trainieren Sie bis zum Muskelversagen. Danach durchlaufen Sie den gleichen Zyklus im Bereich von 10 Wiederholungen und wiederholen das Spiel anschließend im 5er-Bereich.

Da bei HST submaximal trainiert wird, können Sie ein Ganzkörpertraining absolvieren und benötigen recht wenig Pause zwischen den Trainingstagen. Ein Mikrozyklus zu 6 Trainingseinheiten lässt sich in knapp 2 Wochen absolvieren.
Ein Beispielplan könnte also wie auf der nächsten Seite abgebildet aussehen. Für die Kniebeuge sind hier schon Beispielzahlen, ausgehend von einer Maximalleistung von 175 kg eingetragen.
Wenn Sie sich das selber ausrechnen möchten, benötigen Sie folgende Parameter:
Ausgehend von der Maximalleistung mit einer Wiederholung, können Sie 5 Wiederholungen mit 85%, 10 Wiederholungen mit 75% und 15 Wiederholungen mit 65% des Maximalgewichtes bewältigen.
Diese Gewichte setzen Sie jeweils an das Ende der Mikrozyklen.
Dann verringern Sie in den vorherigen Trainingseinheiten das Gewicht jeweils um ca. 5-10%.

Das alles ist Ihnen entgegen meiner anfänglichen Versprechungen schon zu wissenschaftlich?

Die HST-Gemeinde sieht das bestimmt anders. Wahrscheinlich hat man dort wegen meiner stümperhaften und zu groben Erklärung schon beim Schreiner Holz geordert, um mich mit „nur einem Kreuz bitte“ zum Stargast der nächsten Passionsfestspiele zu machen.

Übung	Sätze	15 Wiederholungen						10 Wiederholungen						5 Wiederholungen					
		1	2	3	4	5	6	1	2	3	4	5	6	1	2	3	4	5	6
Kniebeugen	2	70	75	85	95	102	115	80	90	100	110	120	130	100	110	120	130	140	150
Beinstrecken	1																		
Beinbizepscurls	1																		
Kreuzheben	2																		
Latissimus-ziehen	2																		
Bankdrücken	2																		
Schrägbankdrücken	2																		
Seitheben	1																		
Trizepsdrücken	1																		
Bizepscurl	1																		
Wadenheben	2																		
Sit-ups	2																		

FST-7

Fascia-Stretch-Training

Das jüngste Kind der „aus Alt mach Neu"-Gemeinde.
Was ich eingangs erwähnt hatte, trifft hier voll zu. Mit einem neuen höchsten Titelträger im Bodybuilding muss auch ein neues Trainingssystem her: FST-7.

Hier geht man von der Annahme aus, dass das Bindegewebe um einen Muskel herum gedehnt werden muss, damit der Muskel weiter wachsen kann. Also verfährt man mit dem Muskel wie mit einem neuen Luftballon.
Man macht mit leichten Gewichten viele Wiederholungen, um Blut in den Muskel zu pumpen. Dann lässt man nur eine kurze Pause, damit nicht alles Blut wieder zurückfließen kann und macht den nächsten Satz.
Das Spiel macht man 7 Mal, um einen maximalen Aufpumpeffekt zu bekommen, der das Bindegewebe dehnt. Das alles absolviert man nach dem eigentlichen Training.

Kommt Ihnen irgendwie bekannt vor? Das wundert mich nicht.
Die umgekehrte Pyramide, das Cool Down mit leichten Gewichten, das nach dem Training noch einmal Aufpumpen mit hohen Wiederholungszahlen.
Der Pump!

Das war der schon mystifizierte Zustand, den es schon beim Bodybuilding der 70er zu erreichen galt.

„Pumping Iron" war der Titel der Bodybuildingdokumentation, die erstmalig einen Blick auf die Szene der Bodybuilder warf.
Arnold Schwarzenegger hat „den Pump" in einer seiner sehr kontroversen Aussagen mit einem Orgasmus verglichen. Originalzitat: „Es ist als wenn es mir kommt und das Gefühl habe, ich im Gym und auf der Bühne vor tausenden Menschen."
Unter diesem Aspekt war sein unehelicher Ableger vielleicht auch nur ein Trainingsunfall.

Damals war eine bessere Durchblutung des Muskels und das berauschende Gefühl daran das Argument für das „Pumping", bei FST-7 ist es die Dehnung der Faszie.

Wenn ich mich einmal näher mit dem Prinzip befassen werde, erfahre ich sicher auch, warum man jetzt genau 7x pumpen muss.

Und Stopp

Damit schließe ich meine ganz sicher unvollständige Aufzählung. Wenn das eine oder andere Ihr Interesse geweckt hat, informieren Sie sich detailliert darüber. Denn jedes dieser „Systeme“ hat durchaus seinen Platz im Bodybuilding.

Jahr für Jahr kommt ständig Neues oder Altbekanntes im neuen Gewand hinzu, wobei man hier vorsichtig sein muss.
Auch in anderen Sportarten wird Altbekanntes ständig erweitert. Und genau so muss man die neuen „Trainingssysteme“ im Bodybuilding betrachten.
Sie sind nicht, wie so mancher Verfasser für sich in Anspruch nimmt, der Ersatz für alles bisher Dagewesene, sondern eine Ergänzung dazu.

Bodybuilding unterscheidet sich hier eigentlich in nichts von allen anderen Sportarten. Man darf nur nicht den Fehler machen, gleich mit Spezialtraining und akribisch ausgearbeiteten Sonderprogrammen zu arbeiten.
Sie beginnen beim Fußball auch nicht mit speziellem Freistoßtraining für Bananenflanken.
Die meisten Freizeitfußballer werden das nie tun, sondern einfach Spaß am Ballspiel haben und trotzdem so manches Tor schießen.

Warum einfach, wenn es doch so schön kompliziert geht?

Hat Sie das jetzt alles verwirrt? Das kommt davon, wenn man nicht auf mich hört und Bücher einfach in der Reihenfolge ihrer Seiten liest. Mal sehen, wie ich das jetzt wieder entwirrt bekomme.

Dabei könnte man noch Dutzende weitere Systeme, Prinzipien und Philosophien hinzufügen, aber es soll ja hier keine Bodybuildingenzyklopädie werden. Sucht man jetzt nach einem individuellen Trainingskonzept, wird alles Mögliche mit einer Vielzahl wissenschaftlicher Fachbegriffe untermauert. Die dazugehörigen Zahlenkolonnen und Statistiken sind beachtlich und die Fremdwörterdichte steigt bis ins Unleserliche an.

Böse Zungen behaupten, dass die Gilde der Mediziner sehr erfolgreich nach einem ähnlichen Prinzip agiert. Benutzt man genügend viele Fremdwörter in einer Theorie, wirkt sie umso wissenschaftlich fundierter und man traut sich kaum mehr, sie in Frage zu stellen. Man kann aber auch folgende Theorie aufstellen: Wer sich in Fremdwörter flüchtet und Ihnen nicht in einfachen Wörtern etwas erklären kann, hat es entweder selbst nicht richtig verstanden oder erzählt Unsinn.

Lassen Sie mich einen einfachen und leicht verständlichen Weg zu Ihrem individuellen Training aufzeigen.

Ratschläge zum Aufbau des eigenen Trainings

Was ist das richtige Training?

Wie setzt es sich zusammen?

Muss man alles exakt planen, um Erfolg zu haben?

Verschwendet man seine Zeit mit falschem Training?

Kann man überhaupt falsch trainieren und wenn, was hat es zur Folge?

Die Antwort auf die letzten drei Fragen lautet eindeutig: Nein!

Oh, ich sehe schon, wie die Experten jetzt mit den Augen rollen, die Vertreter der einzig wahren Trainingsphilosophie mit den Zähnen knirschen und ein Heer von Fitnesstrainern in Anbetracht meiner Ketzerei wieder Holz für den Scheiterhaufen sammelt.

Bitte bleiben Sie ruhig, legen Sie das trockene Geäst wieder zurück und lassen Sie die Feuerzeuge noch in den Taschen.

Sie haben ja alle ein wenig Recht.
Ihre Trainingssysteme haben Sinn und Zweck und was sie tun, entspringt guten Vorsatzes.

Die 80-20 Regel

In Wirtschaft und Geschäftswelt ist diese Regel von Vilfredo Pareto aus dem 19. Jahrhundert eine bekannte Größe.
Sie sagt aus, dass wir 80% aller Ergebnisse mit 20% unseres Aufwandes erreichen.
Um dann 100% Ergebnis zu erzielen, müssen wir die restlichen 80% an Energie aufwenden.

Große Unternehmen machen 80% ihres Umsatzes mit 20% ihres Kundenstammes und 20% aller Schäden an einer Anlage verursachen 80% der Instandhaltungskosten.
Den Kerngedanken zu diesem Prinzip bekam Vilfredo Pareto, als er bemerkte, dass in seinem Garten 80% der Erbsen von 20% seiner Pflanzen kamen.

Dieses Prinzip kann man auch auf unseren Körper und unser Training übertragen. Wenn Sie also kein Leistungssportler sind und die 100% nicht benötigen, dann sollte es einen einfachen, mit 20% Aufwand versehenen, unkomplizierten Weg geben, um 80% zu erreichen.
Hier liegt meiner Ansicht nach auch eine der Ursachen der vielen komplizierten Trainings- und Ernährungssysteme. Sie stammen

allesamt von Leistungssportlern.
Und diese schreiben nicht vom Weg zu ihren einfachen Anfangserfolgen, sondern von den 80% Aufwand, den sie für die zusätzlichen 20% betreiben mussten. 20 beinharte und entbehrungsreiche Prozentpunkte mit 80% Extraeinsatz zur Leistungsspitze.
20 Prozentpunkte, die Sie als Freizeitsportler gar nicht benötigen.
Die Empfehlungen sind also durchaus richtig, sie gehen nur vielfach über das Ziel hinaus.
Was dem späteren Leistungssportler seine Basis und seine ersten Erfolge verschafft hat, kommt ihm meist so einfach und selbstverständlich vor, dass er sich förmlich schämt, es zu erwähnen.
Ich füge dem ein paar Bilder bei, die mein Freund Johannes Schade nach wenigen Monaten Training von mir gemacht hat. Auf den Bildern bin ich 17 Jahre alt.

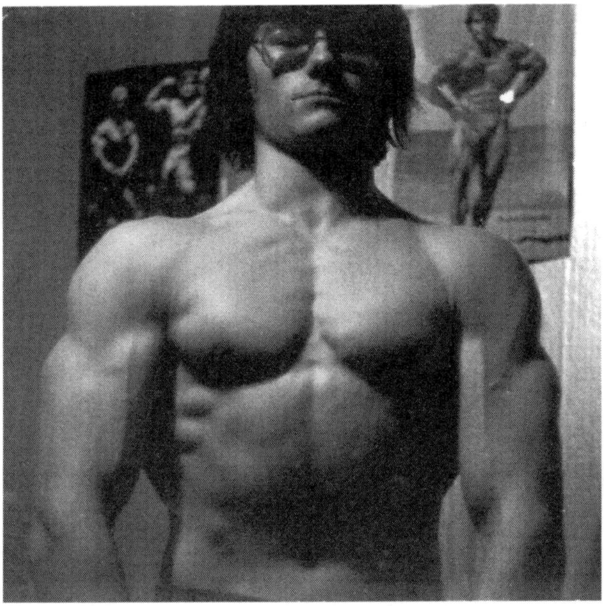

Bitte an dieser Stelle keine Diskussionen über Hairstyle und Brille. Das war 1979 in der Vorfielmann-Epoche.
Und ich bin auch recht froh, dass ich keine Vokuhila-Bilder aus den 80ern verwenden muss. Und kommen Sie mir nicht mit Anabolika oder so.

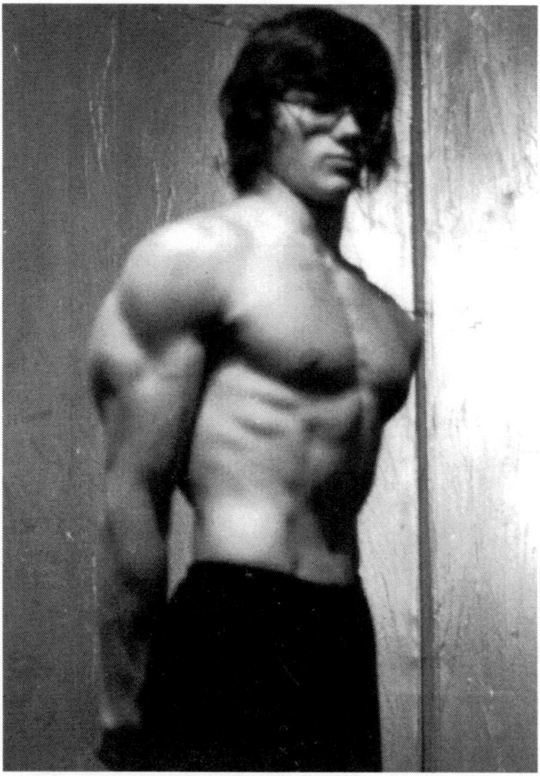

Mit 17, da hat man noch Träume...

Johannes Schade, einige Jungs aus der Gegend und ich trainierten 1979 in einem kleinen Raum, der vorher als Hühnerstall gedient hatte. Wir trainierten mit wenig Equipment, einigen Grundübungen und viel Eifer. Anabolika waren uns ebenso unbekannt wie Proteindosen, Supplements und komplizierte Trainingssysteme. Das Supplement, welches es nach dem Training gab, war Mutter Schades Kuchen frisch vom Blech. In diesem waren die Eier der von uns ihres Wohnraums beraubten Hühner verarbeitet.

Die Freundschaft zu den Jungs von damals hat übrigens die Jahrzehnte überdauert. Es schweißt doch sehr zusammen, wenn man in einem 3000-Seelen-Dorf einen dermaßen merkwürdigen Sport betreibt.
Einige junge Männer treffen sich regelmäßig in einem kleinen Raum, machen merkwürdige Geräusche und Bewegungen und einer von Ihnen hat rasierte Beine. Letzteres war damals definitiv noch nicht gesellschaftsfähig bzw. Personengruppen zugeordnet, die es 1979 noch sehr schwer hatten in Deutschland.
Nach einem Wettkampf hatte ich mich immer so lange in kein Freibad mehr getraut, bis die Haare wieder nachgewachsen waren.

Es mag ja Hoffnungen wecken, wenn ich Ihnen den Werbespruch: "Früher war ich ein Hänfling, aber dank harter Arbeit mit der detaillierten Trainingsmethode A und dem Produkt B bin ich heute Godzillas großer Bruder" erzähle. Aber meine Nase ist auch ohne Lügen schon recht groß.

Für das Wettkampfbodybuilding benötigen Sie, wie für jeden Leistungssport, die passenden Voraussetzungen. Mit 1,65 m versucht man auch nicht, Hochsprungweltrekordler zu werden.
Wir haben trainiert, hatten sehr viel Spaß dabei, haben viel gelacht und sind dabei gewachsen. Bei mir war lediglich der Turbo dabei. Aber Gedanken darüber, warum das so war, haben wir

uns nicht gemacht. 80% kamen in den ersten Trainingsjahren wie von selbst und brachten mir bereits viele Titel, darunter eine deutsche Meisterschaft, ein.
Dann konzentrierte ich mich in 10 weiteren Jahren Leistungssport auf die restlichen 20%. Ein ehrgeiziges Ziel, für das ich mit Erfolg viel Kraft und Zeit aufwendete.
Als ich dann 1992 mit dem Leistungssport aufhörte und nur noch aus Spaß und für mich trainierte, fiel ich in meinen Leistungen kaum ab.
100% hatte ich in meinen besten Tagen vielleicht nie ganz erreicht. Aber die 80% sind mir mit Spaß am Bodybuilding bis zum heutigen Tag erhalten geblieben.

Ich könnte nun in diesem Buch viele Seiten mit all den Methoden füllen, die mit 80% Aufwand die letzten 20% Leistung herauskitzeln sollten. Aber dies ist kein Buch für Leistungssportler oder Menschen mit einem ausgeprägten Hang zum Masochismus.

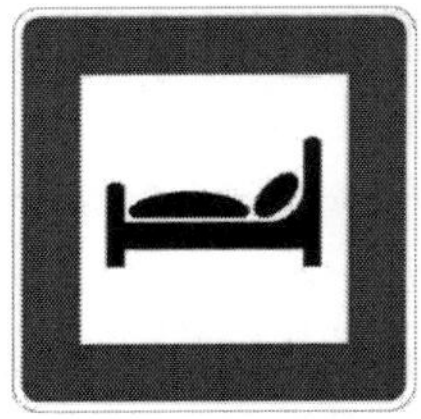

Den Seinen gibt's der Herr im Schlaf

In jedem Gym, in jedem Sportverein, in nahezu allen Bereichen des Lebens gibt es die, denen alles zuzufliegen scheint.
Wo Sie sich selber abmühen und versuchen, alles zu optimieren, um 100% Ergebnis zu erzielen, da verstoßen diese Leute vermeintlich gegen alle Gesetzmäßigkeiten.
Diese Leute spielen herum, agieren scheinbar ohne System und erzielen damit mehr Erfolg als Sie. Da bekommen wir direkt Verständnis für die Lynchjustiz im wilden Westen und in dunklen Phantasien sahen wir diese Leute schon mit Betonschuhen im Rhein versinken.
Ich kenne diese Blicke nur allzu gut, denn ich hatte sie oft genug in meinem Rücken. Das schlägt dann auch ganz schnell in eine Negativstimmung über. „Ich strenge mich doch so viel mehr an als der. Der hat den Erfolg gar nicht verdient."
„Wenn ich dieses Talent hätte, würde ich sehr viel mehr daraus machen."

Das sind Sätze, die ich oft genug gehört habe und die wohl sehr oft über viele Menschen, denen etwas vermeintlich zufliegt, fallen. Das gibt es auch oft unter Sportlern.
So hat selbst Arnie der Große seinem einzigen wirklich gefährli-

chen Gegner stets größeres Talent als sich selber unterstellt. Zitat über Lou Ferrigno: "Mit seinem Körper wäre ich unschlagbar", was dann natürlich gut absichert. Gewinnt man, ist der Sieg umso größer, verliert man, hatte der andere nur mehr Talent, nicht mehr Fleiß oder mehr Wissen.

Aber liegt der Erfolg dieser Leute wirklich nur daran, dass es der liebe Gott besonders gut mit ihnen meint? Oder können wir aus ihrem Beispiel auch Schlüsse für uns ziehen? Lassen wir einmal die anderen Lebenssituationen außen vor und konzentrieren wir uns aufs Training.

Was macht der vermeintlich faul und falsch Trainierende denn?

Trainiert er nicht?

Strengt er sich gar nicht an?

Folgt er keinerlei System?

Er folgt nicht dem, was wir als System erachten. Man sieht ihm zumindest seine Anstrengungen nicht an. Er spielt in unseren Augen nur herum.
Aber der Erfolg seines „Spielens" ist unübersehbar.

Aber wir sind ja nicht zum Spaß hier!

Ich behaupte: Doch!
Das Erfolgsgeheimnis des vermeintlich Faulen liegt oft genau darin. Er tut, was ihm guttut, womit er sich wohlfühlt und was ihm Spaß macht.
Warum?
Weil er einfach seinem Körpergefühl folgt.
Dieses Körpergefühl ist der am meisten vernachlässigte Faktor im Training. Wir zwingen oftmals unseren Körper in ein Trainingssystem. Wir bürden ihm Ernährung und Bewegungsabfolgen auf, die er gar nicht möchte und erwarten dennoch positive Reaktionen.
Das mag physiologisch und in theoretischen Modellen funktionieren, aber wenn Sie gegen Ihr Wohlbefinden und Ihre Psyche arbeiten, blockt der Körper irgendwann ab.
Der Grund, warum viele große Sporttalente plötzlich in der Versenkung verschwunden sind, liegt seltener am zu geringen, als vielfach am überhöhten Trainingseinsatz.
Unter dem Druck der Öffentlichkeit gibt man zu viel, versucht zu viel und brennt förmlich aus. Das kennt jeder, der sich zu Schulzeiten mit Gewalt etwas einpauken wollte. Das Großhirn geht in den Streik und es geht nichts mehr hinein.

Das macht unser Körper nicht anders.

Unbefangen, oftmals in Unkenntnis diverser ausgeklügelter Systeme tut unser „Supertalent“ einfach das, wobei er sich gut fühlt. Natürlich ließe sich sein Training optimieren. Man kann sich Wohlfühlen und ein optimiertes Trainingsprogramm ein wenig aufeinander abstimmen.
Aber dann reden wir davon, auf vielleicht 80% Erfolg weitere 10% - 20% drauf zupacken. Dann reden wir auch darüber, bis zu 80% Einsatz für die verbleibenden 20% Resterfolg einzusetzen.
Das wird für den ehrgeizigen Leistungssportler notwendig sein, aber für Sie als Freizeitsportler kann das sehr schnell den kompletten Spaß verderben.
Im Bestreben, mit wissenschaftlicher Akribie etwas zu optimieren, das vorher ganz gut lief, können Sie sehr schnell auch genau das Gegenteil bewirken.

Was dabei herauskommt, wenn man sich für eine vermeintliche Optimierung und schnelle Erfolge quält, das sehe ich zu Beginn des Jahres immer wieder. Ich nenne es die weiße Welle.

Im Winter kommen viele blasse Menschen mit gutem Vorsatz für den Sommerurlaub ins Gym. Diese quälen sich dann im Winter und im Frühjahr 6 Monate lang mit Mangeldiäten und unangenehmem, stupidem Training, um dann im Sommer für 2-3 Wochen gut auszusehen. Sie erkennen diese Leute sofort am leicht gequälten Gesichtsausdruck auf dem Ergometer oder an der Butterflymaschine.
Die Wenigen, die dann im Juli noch übrig sind, haben selbst bei Erfolg ihres Unterfangens dann in der Endabrechnung 6 negative Monate gegenüber 2 positiven Wochen stehen.

Da ja nun kein konkretes Ziel mehr ansteht und man die Trainingszeit als etwas Negatives empfunden hat, sieht man kaum jemanden nach Ablauf seines Urlaubes sonnengebräunt wieder. Zumal man meist im Urlaub einiges zugenommen hat, das niemand sehen soll.
Erst im Folgejahr kommen diese Menschen dann blass und mit der gleichen Figur wie im Vorjahr wieder an. Mit der gleichen Figur wie im Vorjahr, wenn sie Glück gehabt haben. Meist hat sich der altbekannte Jojo-Effekt noch dazugesellt und die Personenwaage wandert auf neue Rekordmarken.

Wenn Sie sich dazu entschlossen haben, Ihren Körper dauerhaft zu verändern, dann wählen Sie dazu einen Weg, den sie auch durchhalten können.
Wenn Sie sich für den Radsport interessieren, dann beginnen Sie auch nicht mit dem Bergaufstieg. Schon gar nicht, wenn Sie nicht wissen, wie hoch der Berg ist und ob Sie überhaupt oben ankommen. Da ist die Wahrscheinlichkeit hoch, dass Sie nach wenigen Kilometern das Rad in die nächste Schlucht werfen und wieder ins Auto steigen.
Wählen Sie für den Sport einen Weg, der Ihnen Spaß bereitet und den Sie deshalb gerne gehen. Ein Weg, der Bodybuilding zur schönsten Nebensache in Ihrem Leben machen kann.
Ihre Familie, Ihre Freunde, Ihr Beruf sind Ihr Lebensmittelpunkt und Bodybuilding begleitet Sie auf angenehme Weise dabei und schenkt Ihnen einen vitalen Körper.
Wie das funktioniert?

Einfach, mit Verstand und Humor.

Back to the roots

Die Könige der Kraftsportler

Schauen Sie sich einmal die frühen Fotografien der Kraftmenschen des 19. Jahrhunderts an. Sie werden schnell die jeweilige Spezialität erkennen.
Die Oberschenkel, die Pferde stemmen konnten oder die mächtigen Oberarme und kräftigen Hände, mit denen man Hufeisen verbog.
Und wenn schon zu Zeiten eines Friedrich Wilhelm Müller, Sie wissen schon - Eugene Sandow, die ausgewogene körperliche Entwicklung direkt mit der möglichst vielfältigen Belastung einherging, warum soll es heute anders sein?

Es ging den Vorvätern des Sports nicht darum, Muskeln zu Dekorationszwecken zu züchten, sondern darum, möglichst universell leistungsfähig zu sein. Wer seine Kraftshow mit vielen verschiedenen Disziplinen variieren konnte, der hatte den ganz großen Erfolg. Und daraus entwickelt sich dann die dazugehörige Optik von selbst.
Der heute von vielen gewünschte sportliche Körperbau ist gewissermaßen ein Nebeneffekt des Trainings. Wenn wir also das

Aussehen eines universell leistungsfähigen Sportlers haben möchten, müssen wir auch so trainieren. Nicht umsonst sind die dem Bodybuilder körperlich ähnlichsten Sportler die Turner und Zehnkämpfer.

Ein Zehnkämpfer ist ein Leichtathlet, der mit Ausdauer, Schnelligkeit und Kraft ein großes Spektrum der gesamten Leichtathletik beherrscht.
Ein Bodybuilder ist ein Kraftsportler, der nahezu alle aus dem Kraftsport bekannten Übungen absolviert und dazu noch seine Ausdauer trainiert.
Der Zehnkämpfer ist der Leichtathlet, der auch Kraft hat.
Der Bodybuilder ist der Kraftsportler, der auch Ausdauer hat.
Wenn die Zehnkämpfer die Könige der Leichtathleten sind, dann sind die Bodybuilder die Könige der Kraftsportler.

Solchermaßen geadelt dürfen Sie auch ruhig einmal hocherhobenen Hauptes sagen, dass Sie Bodybuilding betreiben. „Fitness" ist mir da einfach zu gering.
Der Schlüssel zum Erfolg liegt also im universellen, variantenreichen Training. Und das heißt leicht und schwer, mal voluminös und mal hochintensiv.
Mein Freund Winnfried Maldener hat einen Lieblingssatz. Wenn man ihn fragt: „Soll ich lieber schwer mit wenig Wiederholungen oder leicht mit vielen Wiederholungen trainieren?", dann antwortet er lachend: „Nimm ein ganz, ganz schweres Gewicht und mache damit ganz, ganz viele Wiederholungen."

Alles ist richtig, alles hat seinen Platz.
Es ist nur ein wenig Kreativität und, besonders wichtig, „auf den Körper hören" gefragt.

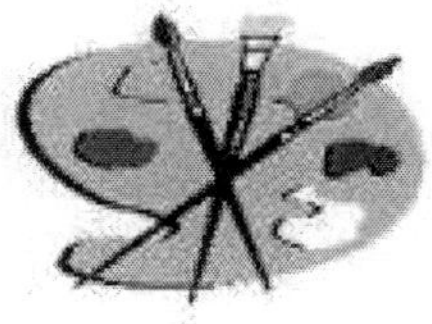

Seien Sie ein Künstler

Wer würde nur in einer Farbe malen? Picasso hatte eine blaue Periode, aber selbst da war Blau die vorherrschende, aber nicht alleinige Farbe in seinen Bildern.

Die unterschiedlichen Trainingssysteme, Übungen und Philosophien sind wie die Farben auf einer Malerpalette. Lernen Sie sie kennen, suchen Sie sich Ihre Lieblingsfarbtöne heraus und experimentieren Sie damit. Mischen Sie sie, wenn sie Ihnen dann besser gefallen und schaffen Sie Ihre eigenen Kreationen.

Ihr Trainer wird Ihnen Grundregeln vermitteln, die in erster Linie Verletzungen verhindern sollen. So wie Sie malenden Kindern Grundregeln vermitteln, damit Sie nicht die Buntstifte im Ohr und die Wohnzimmertapete als Leinwand vorfinden. Wenn das geklärt ist, dann malen Kinder erst einmal drauf los. Nicht schön, aber bunt, nicht perfekt, aber in dieser Einfachheit doch wieder wunderschön.
Meine Kinder haben mir, als sie noch klein waren, jedes Jahr zum Geburtstag ein T-Shirt bemalt. Das sind für mich die schönsten Kunstwerke der Welt. Ich habe sie mit Stolz getragen und bewahre sie sorgfältig auf. Sie haben einfach ihre Gefühle in ihre „Kunstwerke" einfließen lassen und das zählt mehr als perfekte Zeichenkunst.

Malen soll Spaß machen, später kann man dann spezielle Techniken dazu lernen und sie perfektionieren oder seinen ganz eigenen Stil entwickeln.
Wenn Sie den Kindern gleich mit Theorien über Techniken und Kunstformen kämen, würden die Produzenten von Buntstiften wohl bald Insolvenz anmelden können.

Das Training im Gym funktioniert ebenso. Es soll kein bloßes Mittel zum Zweck sein, sondern Ihnen lebenslang Spaß bereiten. Trainieren Sie ohne große Beschränkungen nach dem Wohlfühlprinzip erst einmal drauf los. Informieren Sie sich nach und nach über die Systeme von Volumen bis HIT, von HST bis PITT, von FST-7 bis was weiß ich noch. Einen kleinen Überblick habe ich ja bereits gegeben.
Und dann nutzen Sie sie, wie die Farben auf einer Malerpalette. Was Ihnen gefällt, was Ihnen gut tut, nutzen Sie weiter. Was Ihnen missfällt, lassen Sie aus und wenn Sie eine neue Mischung ausprobieren möchten, tun Sie es.

Bringen Sie Farbe ins Spiel. Vermeiden Sie Monotonie. Künstlerische Freiheit schlägt stupides Festhalten an vermeintlich optimiertem Vorgehen.
Noch nie wurde ein Kunstwerk nach einem Einheitsschema geschaffen. Das gilt auch für Ihren Körper.
Ein paar Tipps um die Rahmenbedingungen festzulegen und einige weitere Anregungen zum Experimentieren bekommen Sie in den folgenden Kapiteln.

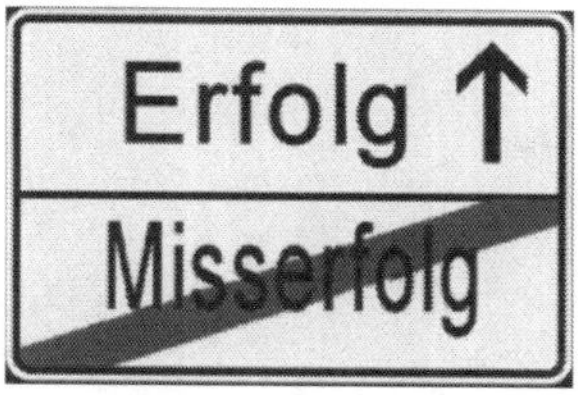

Trainingsplanung

Wann, wie oft, wie lange, wie schwer?

Das sind häufig gestellte Fragen, auf die man sehr viele verschiedene Antworten bekommt.

Bei den Polen HIT und Volumentraining ist die Antwort bezüglich der Trainingsdauer ja auch gleich Trainingsphilosophie. Alles dazwischen erlaubt sehr viel mehr Spielraum.
Auch hierzu gibt es viele sehr kluge und mit sehr vielen interessanten Vokabeln versehene Aussagen. ATP-Regeneration, Lactatwerte und Glycogenspeicher werden zu Rate gezogen. Und leider werden oft auch gleich die passenden Supplements zur Verbesserung dieser Faktoren beworben.
Aber diesem Thema habe ich mit einer ganzen Seite in diesem Buch schon viel zu viel Aufmerksamkeit geschenkt.
Sie müssen aber keine Lactatwerte und anderes zu Rate ziehen, wenn Sie Ihre Trainingszyklen planen wollen. Das beste Messinstrument haben Sie täglich bei sich.

Hören Sie auf Ihren Körper!

Wie oft und in welchem Umfang trainieren?

Es gilt eine einfache Regel:

zu große Pausen	=	Leistungsabnahme
mittlere Pausen	=	Leistungserhaltung
richtige Pause	=	Leistungssteigerung
zu kurze Pausen	=	Leistungsabfall

Die nachfolgenden Grafiken hier kennen Sie sicherlich noch aus dem Sportunterricht.

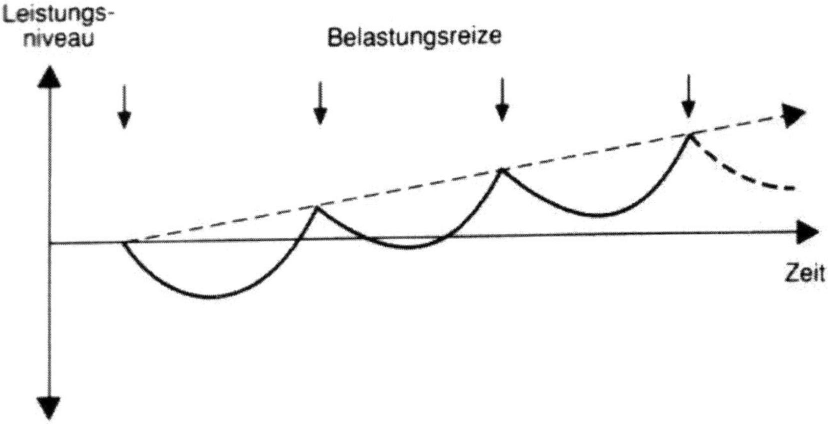

Hier sind die Pausen zwischen den Trainingstragen optimal gesetzt.

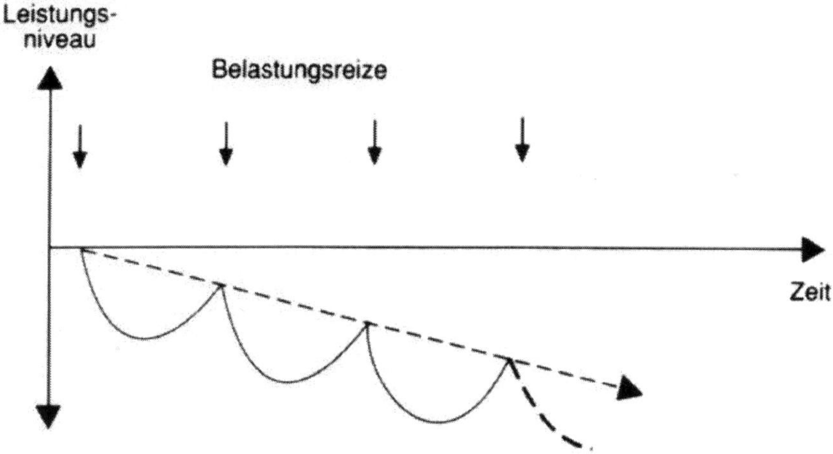

Hier sind die Pausen zu knapp bemessen und es geht steil bergab.

Aber was ist denn nun die richtige Pausenlänge und wie kann man sie messen?
Hierbei gibt es keine Einheitswerte. Je nach Trainingsstand, Regenerationsfähigkeit und Belastungsform können die Zeiträume gewaltig variieren.
Da geht es von 1-2 Tagen Pause, bis rauf zu 10 Tagen und mehr. Dazu gibt es auch recht viele wissenschaftliche Erläuterungen.

Für Sie gilt aber eine einfache Grundregel: Lassen Sie Ihrem Körper unbedingt seine Zeit, sich zu regenerieren.
Wenn da noch ein Muskelkater miaut oder ein Ziehen signalisiert, dass die Muskulatur noch verspannt ist, gönnen Sie sich Ruhe oder setzen Sie ein leichtes Training zur aktiven Erholung

an.
Eine zu lange Pause mag einen Stillstand in Ihre Bemühungen bringen, eine zu kurze Pause kann aber sehr viel schneller zu Leistungsabfall oder sogar zu Verletzungen führen und Sie um Monate zurück werfen. Da diese Erholungszeiträume von vielen Variablen abhängig sind, sollten Sie versuchen, Ihr Training ebenso variabel zu planen.

Lösen Sie sich dabei von starren Trainingsplänen

Diese sind anfangs sicher eine große Hilfe, um in das Thema Bodybuilding hineinzukommen. Später führen solche starren Pläne aber zu Monotonie und sind auch ineffektiv.
Ein Grund, warum viele Menschen schon nach recht kurzer Zeit ihren Vertrag im Gym wieder lösen oder die teuer eingekauften Geräte im Keller Rost ansetzen, liegt in der Monotonie.
Lassen Sie diese erst gar nicht aufkommen. Variieren Sie Ihre Pläne nach Belieben oder besser nach Rückmeldung, die Sie von Ihrem Körper bekommen.

Biofeedback heißt das Neudeutsch und bedeutet doch nichts anderes als auf den eigenen Körper hören.
Pläne nach dem Schema:

Montag:	Beine und Brust,
Dienstag:	Rücken und Bauch,
Mittwoch:	Schulter und Arme,
Donnerstag:	Pause,
Freitag:	Beine und Brust

etc. sind Ihnen sicher bekannt.

Musterpläne dieser Art gehen von durchschnittlichen Trainingsintensitäten und durchschnittlichen Regenerationsfähigkeiten aus. Sie tun auch vielfach ihren Zweck. Aber wann bin ich denn mal Durchschnitt?
Viel wahrscheinlicher ist, dass sich sehr gute und weniger gute Tage abwechseln.
Hatten Sie schon einmal ein richtig gutes Beintraining? Dann wissen Sie sicherlich, dass 3 oder 4 Tage Pause allenfalls dazu genügen, wieder selbständig die Treppen ins Gym zu bewältigen. Montag und dann gleich wieder Freitag Beine? Das macht wenig Sinn, wenn einem selbst bei dem Gedanken an die 15m bis zur Toilette Inkontinenzwindeln gar nicht mehr so unattraktiv vorkommen.
Andersherum gibt es auch Tage, an denen Sie einfach nicht „gut drauf" waren und Ihr Training eher in den Bereich der aktiven Erholung geriet.
Auch ein solches Training macht, wie schon vorher erwähnt, Sinn. Aber Sie benötigen danach keine 4 Tage Regenerationszeit. Meist haben Sie schon nach kurzer Zeit einfach Lust dazu, diesen Muskel ein weiteres Mal zu trainieren. Warum dann so lange warten, wenn Sie doch Spaß am Training haben? Überzogen harte Einheiten sind ebenso wie recht lasch angegangene kein Problem. Sie sind es nur dann, wenn Sie nicht flexibel nach dem Wohlfühlprinzip darauf reagieren.

Machen Sie sich einen Trainingsplan und benutzen Sie ihn als Leitfaden, aber seien Sie flexibel und variieren Sie, wann immer Ihnen Ihr Körper das Signal hierzu gibt. Das gleiche gilt für die Anzahl der Trainingssätze und die Pausen dazwischen.

Eine häufig gestellte Frage mit verschiedenen Antwortmöglichkeiten: Wie viele Sätze soll man von einer Übung absolvieren und wie lange soll man zwischen den Trainingssätzen pausieren? Bei einigen Trainingssystemen ist die Antwort einfach und eindeutig.

Wenn Sie z.B. im **Maximalkraftbereich** trainieren wollen, dann führt kein Weg an recht langen Pausen herum. Sie benötigen lange Pausen, um bestimmte energieregenerative Prozesse durchzuführen. Auch die Regelwerke beim Gewichtheben oder dem Kraftdreikampf berücksichtigen dies. So haben Sie dort ein Anrecht auf 2 Minuten Pause zwischen zwei Versuchen. Dabei berücksichtigt man, dass es sich hier um Hochleistungssportler handelt, deren Organismus auf schnelle Regeneration trainiert ist. Bei Normalsportlern empfehle ich hier, mindestens 3 Minuten zu pausieren.
Wenn Sie wie bei **FST-7** einen maximalen Aufpumpeffekt haben wollen, dann sind kurze Pausen von weniger als einer Minute Gegenstand des Trainingssystems.
Auch bei einem **Pyramidensystem** sind Satz und Wiederholungszahlen vorgegeben.
In allen anderen Fällen kommen wir wieder auf unser Wohlfühlprinzip zurück. Wärmen Sie sich mit ein, zwei Sätzen Ihrer gewünschten Übung locker auf. Dabei bleiben Sie mit den Gewichten und der Wiederholungszahl unterhalb dessen, was Ihnen möglich ist. Dann machen Sie Ihren ersten Trainingssatz, Wiederholung für Wiederholung, so viele wie Ihnen möglich sind.

Strengen Sie sich dabei wirklich an und hören Sie nicht auf, nur weil eine bestimmte angestrebte Zahl erreicht wurde. Machen Sie nun so lange Pause, bis sich Ihre Atmung und der Puls ein

wenig beruhigt haben und Sie sich persönlich fit für den nächsten Satz fühlen. Machen Sie nun so viele Sätze, bis Sie merken, dass Sie in Ihrer Leistung deutlich nachlassen.
Das kann z.B. bedeuten, dass Sie nur noch 8 statt der vorherigen 10 Wiederholungen schaffen. Wenn Sie an diesem Punkt angelangt sind, ist es ein klares Signal dafür, dass die Energiebereitstellung für die trainierten Muskelfasern erschöpft ist.

Das kann dann wie folgt aussehen:

Aufwärmsatz 1:	10 Wiederholungen mit 50 kg
Aufwärmsatz 2:	10 Wiederholungen mit 70 kg
1. Satz:	9 Wiederholungen mit 80 kg
2. Satz:	10 Wiederholungen mit 80 kg
3. Satz:	10 Wiederholungen mit 80 kg
4. Satz:	7 Wiederholungen mit 80 kg

Weitere Trainingssätze ab diesem Punkt bringen Sie nicht weiter. Es ist wie mit einem leeren Benzintank. Sie können danach noch versuchen, Ihr Auto zu schieben, aber das bringt nicht wirklich viele Streckenkilometer.
Sie können jetzt auf eine Übung wechseln, die andere Teile der zu trainierenden Muskelgruppe anspricht, wie z.B. beim Rückentraining vom Langhantelrudern zum Klimmzug.
Sie können auch auf eine andere Belastungsform wechseln, in dem Sie z.B. vom Maximalkraftbereich mit 2-4 Wiederholungen in den Kraftausdauerbereich mit 15-20 Wiederholungen übergehen und dort nach dem gleichen Prinzip verfahren.
Oder Sie belassen es bei einer Übung pro Muskelgruppe und

wechseln auf die nächste.
Das richtet sich nach Ihrem gewählten Trainingssystem und allem voran nach Ihrer Tagesform. Erzwingen Sie dabei nichts und lassen Sie Ihrem Körper die Zeit, die er benötigt, um sich zwischen den Sätzen genügend zu erholen.

Ab einem gewissen Zuwachs an Muskelsubstanz kann es durchaus auch sein, dass sich die notwendigen Pausenzeiten verlängern und die Anzahl der möglichen Trainingssätze sich ebenfalls verringert. Das ist völlig normal. Ein großer Muskel belastet ein Kreislaufsystem einfach mehr und erschöpfender als ein kleiner. Ein 50cm-Oberarm verbraucht einfach mehr Gesamtenergie als eine Fahrradspeiche mit Ellbogengelenk.

Wollen Sie dem entgegensteuern, dann erhöhen Sie eine Zeit lang Ihre Trainingsgewichte nicht mehr, sondern vergrößern Sie gezielt Ihr Trainingsvolumen bei verkürzten Trainings-pausen zwischen den Sätzen. Alles immer im Bereich des sich dabei noch Wohlfühlens.

Sie sehen schon, dass sich intensives und voluminöses Training überhaupt nicht ausschließen. Man kann nicht beides zur gleichen Zeit tun, aber beide Prinzipien haben ihre Zeit und ihren Platz. Sie ergänzen sich und sie geben Ihnen die Möglichkeit, einen Körper zu schaffen, der stark und aus-dauernd ist.
„Aber wenn die Pausen so lang sind, werde ich doch kalt“, höre ich da.
Diese Bedenken sind unbegründet. Nicht zu knapp gewählte Trainingskleidung vorausgesetzt, hält der Körper sein „Kampfsystem“ sehr lange auf Betriebstemperatur.
Noch Stunden nach einem Training kann man erhöhte Stoff-

wechselaktivität messen.
Wenn Sie schon einmal einen Unfall hatten oder in einer lebensbedrohlichen Situation waren, dann wissen Sie, wie lange es dauert, bis der Körper wieder „runter" kommt. Wenn er einmal auf Kampf oder Jagd geschaltet hat, dann bleibt er recht lange in dem Modus, selbst wenn das Mammut schon erlegt oder der Nachbarschaftsstreit geregelt ist.
Freudentänze haben sicher ihren Ursprung darin, dass man damit sein System langsam in den Cool Down-Modus fahren konnte. Auch diese Methodik empfehle ich nicht zur praktischen Anwendung im Gym. Meist zeigt sich das Umfeld ob solch kulturhistorischen Brauchtums nach einem guten Satz Bankdrücken wenig verständig. Kalt werden Sie erst, lange nachdem Sie aus der Dusche auf dem Heimweg sind.

Von Roy Callender las ich einmal, dass sein Rückentraining 2 Stunden dauert. Roy war ein Profibodybuilder, dessen Rückenentwicklung seinerzeit herausragend war. Als ich erfuhr, dass Mr. Callender zu Besuch bei einem Freund in Essen sei, musste ich gleich nachfragen.
Dort bekam ich folgende Aussage: Roy kommt mit einem ganzen Korb voller Obst ins Gym und geht dann in den Keller. Dieser Keller war die Sektion für die Jungs, die richtig hart trainierten. Dort macht Roy dann einen Satz Klimmzüge, setzt sich hin, isst etwas von dem Obst, summt ein Liedchen und macht den nächsten Satz Klimmzüge, isst etwas Obst, summt ein Lied und so weiter. In 2 Stunden machte er nicht mehr Trainingssätze wie unsereins seinerzeit in 30 Minuten. Kalt wurde er nicht und Erfolg hatte seine Art des Trainings offensichtlich auch.
Kopieren konnte ich das allerdings nicht. Der Versuch scheiterte an zwei Faktoren.

Faktor 1 war mein etwas nervöses Naturell. Schon die oft vorgeschriebenen 3 Minuten Pause bei sehr intensiven Trainingssätzen kamen mir wie eine Ewigkeit vor.
Faktor 2 war aber noch gravierender. Wer in unserem Gym geglaubt hat, man könnte Nahrungsmittel während eines Trainingssatzes einfach unbeaufsichtigt stehen lassen, der glaubte auch, dass die Erde eine Scheibe ist.
Haben Sie schon einmal eine Naturdokumentation gesehen, in der sich ein Schwarm Wanderheuschrecken über ein Kornfeld her macht? Dem ist nichts hinzuzufügen.

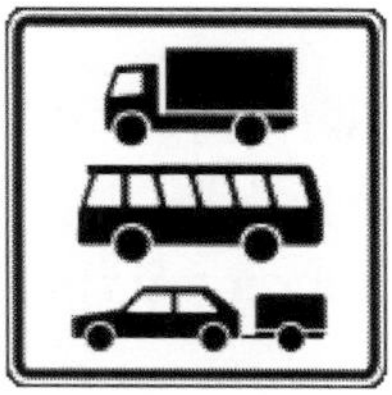

Welche Körperpartien soll man zusammen trainieren?

Auch hierzu gibt es viele unterschiedliche und auch sinnvolle Theorien.
Man kann den ganzen Körper an einem Tag trainieren, oder ihn in verschiedene Bereiche aufteilen. Da ein Ganzkörpertraining eine recht zeitaufwendige und energieraubende Sache ist, wird es außerhalb von Spezialsystemen wie HST kaum praktiziert.

Beim beliebten Push-Pull-System trennt man beim Oberkörpertraining die „drückenden“ von den „ziehenden“ Übungen. Damit gibt man der jeweils gegenläufig arbeitenden Seite Zeit sich zu regenerieren.

Eindeutig drückend: Brusttraining, Trizepstraining

Eindeutig ziehend: Rückentraining, Bizepstraining.

Diese beiden Bereiche legt man auf jeden Fall auf getrennte Trainingstage. Die Schultermuskulatur kann je nach Übung drückende oder ziehende Bewegungen ausführen und es wird dann entsprechend aufgeteilt.

Eine typische Kombination ist da z.B.:
Brusttraining, Trizepstraining, Nackendrücken

Rückentraining, Bizepstraining, vorgebeugtes Seitheben.

Das Training von Beinen und Bauch kann man nun einpassen oder auf einen Extra-Tag legen.

Also z.B.:
Tag A: Beine, Brust, Trizeps, Nackendrücken

Tag B: Rücken, Bizeps, vorgebeugtes Seitheben, Bauch

Oder:
Tag A: Brust, Trizeps, Nackendrücken

Tag B: Bizeps, vorgebeugtes Seitheben

Tag C: Beine, Bauch

Es gibt die durchaus sinnvolle Empfehlung, von den großen zu den kleinen Muskeln zu trainieren. Wer erst den Bizeps trainiert und sich danach ans Rückentraining begibt wird schnell von der Klimmzugstange fallen, bevor der Rücken mit der Arbeit anfangen konnte. Mannigfaltige, andere Trainingskombinationen sind möglich.

Da speziell Schultern und Arme die beliebtesten Dekorationsmerkmale eines Bodybuilders sind, widmet man ihnen auch gerne ungeteilte Aufmerksamkeit.

Ein typischer Trainingsplan hierfür ist:

Tag A: Beine, Bauch

Tag B: Brust, Rücken

Tag C: Arme, Schultern

Nahezu jedwede andere Kombination ist möglich.

Die Zusammenstellung Ihres Trainings und die Anzahl der Pausentage, die Sie Ihren Muskeln zwischen den Trainingseinheiten gönnen, ist ein großes Experimentierfeld. Gehen Sie hier nach Gefühl vor, verlassen Sie ruhig einmal ausgetretene Pfade und seien Sie sich immer sicher, dass Sie nicht wirklich etwas falsch machen können.

Die Auswahl der Übungen

Ebenso viele Diskussionen wie über das richtige Trainingssystem gibt es über die optimale Auswahl der Übungen.
Grundübungen, Masseübungen, Definitionsübungen, Isolationsübungen, Übungen zur Vorermüdung und vieles mehr sind da die Begrifflichkeiten.
Da gibt es die Befürworter von „freiem Training nur mit Hanteln“ und die, die auf die neuesten Trainingsgeräte schwören. Da spricht man von der Kniebeuge als Königin aller Übungen und vom Kreuzheben, das die Männer von den Kindern trennt.
Und ohne des Bodybuilders Lieblingsübung, das Bankdrücken, geht sowieso schon mal gar nichts.
Brust und Arme scheint ohnehin die Lieblingskombination vieler Freizeitbodybuilder zu sein. Die Beine sind ja unsichtbar in der Hose und mit den Waden steht oder steckt man ja am Strand im Meer.

Die Auswahl an verschiedenen Übungen ist schier grenzenlos und verwirrend. Schon bevor die Fitnessstudios mit einer riesigen Anzahl an neuen Geräten bestückt wurden, veröffentlichte Bill Pearl in seinem sehr empfehlenswerten Buch „Keys to the Inner Universe“ Hunderte von verschiedenen Übungsvariationen. Schon kleine Veränderungen der Winkelstellungen von Ellbogen und Schulter können zu ganz anderen Belastungsreizen führen.

Seien Sie hier experimentierfreudig.

Natürlich gibt es die oftmals beschriebenen Grundübungen, aber für Sie persönlich kann es eine ganze Reihe von Übungsvarianten geben, mit denen Sie besser klarkommen.

Haben Sie die Geschichte zum „German Volume Training“ behalten? Dann machen Sie sich den Ursprungsgedanken zu Eigen. Wenn Sie das Gefühl haben, dass die anvisierte Muskelgruppe nicht auf die gewählte Übung reagiert, dann machen Sie den dort beschriebenen Test. Zehn Sätze zu je 10 Wiederholungen und am Folgetag haben Sie Klarheit.
Solche Tests sollten Sie aber auf Tage legen, an denen Sie ein oder zwei Tage Freizeit im Anschluss haben.
10x10 Kniebeugensätze am Montag kann für den Postzusteller bedeuten, dass alle Sendungen erst am Donnerstag ausgeliefert werden können.

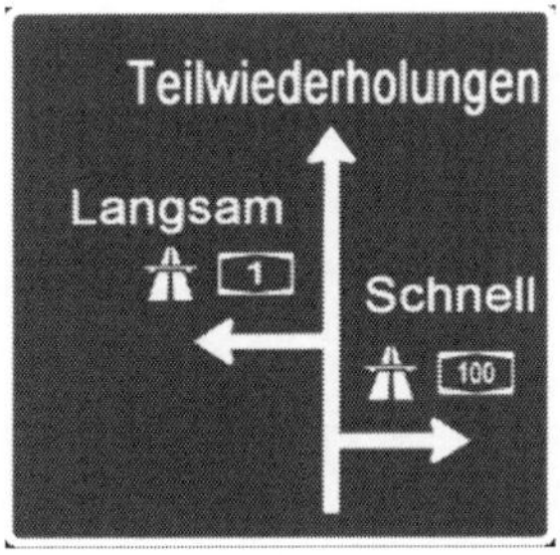

Ausführungsvarianten der Wiederholungen

Auch hier gibt es viele Möglichkeiten.
Völlig zu Recht wird Ihnen der Trainer im Gym eine korrekte und kontrollierte Übungsausführung nahelegen. Und dies sollten Sie auch beherzigen.
Es gilt die Bewegungsabläufe der einzelnen Übungen sicher zu erlernen und Verletzungen zu vermeiden.
Eine korrekte Übungsausführung heißt aber nicht, dass sie sich wie ein Industrieroboter in einem festgelegten Takt bewegen müssen.
Eine ganze Reihe von Variationsmöglichkeiten kann ihr Training interessanter und erfolgreicher gestalten.
Wenn Sie sicher in der Bewegungsausführung ihrer Übungen sind, können Sie anfangen, (vorsichtig!) zu experimentieren.

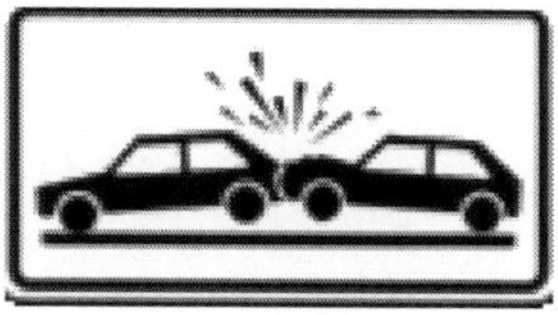

Abfälschen

Beim Abfälschen gibt man einer Wiederholung noch ein wenig Schwung aus anderen Muskelgruppen mit. So z.B. beim Bizepscurl oder dem Seitheben, indem man ein wenig Schwung aus den Beinen mit gibt.

Das Abfälschen einer Bewegung kann durchaus Sinn machen. Wenn Sie z.B. bei einem Bizeps-Curl dem Gewicht noch ein wenig Schwung aus den Beinen mitgeben, um ein höheres Gewicht zu bewältigen oder ein paar letzte Wiederholungen zu absolvieren, dann kann dies allein schon psychologisch positiv sein.
Beim nächsten Training kann man dann versuchen, das Gewicht kontrolliert zu bewegen oder die gleiche Anzahl der Wiederholungen ohne Abfälschen zu bewältigen.
Leider gerät dieses Abfälschprinzip gerade bei den Herren nur zu oft zum Selbstzweck. Wer hier aus Imponiergehabe unkontrolliert ständig mit viel zu hohen Gewichten herumwuchtet, wird schnell zum besten Freund des Orthopäden.

Trainieren Sie für sich und nicht für andere! Die anderen im Gym kennen das Spiel auch und lassen sich nicht wirklich davon beeindrucken.
Und wenn Männer glauben, sie könnten Damen damit imponie-

ren, dann haben sie offensichtlich einige Jahrzehnte Emanzipationsbewegung verschlafen. Ihr Muskel weiß nicht, ob Sie 10 kg oder 100 kg bewegen, er spürt nur, ob Sie ihn belasten oder nicht.

Dazu bringt das Abfälschprinzip eine nicht unerhebliche Verletzungsgefahr mit sich. Wenn Sie erheblich mehr Gewicht bei einer Übung bewegen als der eigentliche Zielmuskel bewältigen kann, ist dies gefährlich.

Spätestens bei der Abwärtsbewegung ist der Muskel wieder auf sich allein gestellt. Wenn dort das Gewicht zu hoch ist, knallt es bestenfalls auf die Auslegeware im Gym.

Schlimmstenfalls reißt bei dem Versuch das Gewicht zu bremsen ein Muskel oder eine Sehne.

Allerschlimmstenfalls reißt bei dem zwei Zentner schweren Trainer der Geduldsfaden wegen des beschädigten Teppichs und auch dies kann bei Ihnen zu Verletzungen führen.

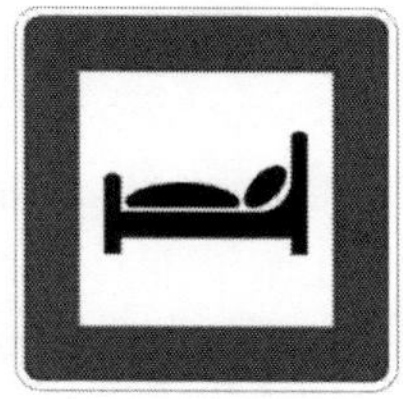

Das Prinzip der Vorermüdung

Ein häufig auftretendes Problem beim Bodybuilding ist, dass bei Übungen, an denen mehrere Muskeln beteiligt sind, die schwächeren den Dienst verweigern, noch bevor man die großen wirklich erreicht.
So macht beim Klimmzug der Bizeps schlapp, bevor der Rücken richtig ans Arbeiten kommt.
Beim Bankdrücken sind es die Schultern oder der Trizeps, die die Arbeit verweigern, noch bevor der Brustmuskel seinen Teil abbekommt.

Das ist auch völlig normal und sollte anfangs nicht überbewertet werden. Im Normalfall passen sich Arme und Schultern der Belastung an und sind dann kräftig genug, um die Belastungsimpulse an die größeren und stärkeren Muskelgruppen weiterzugeben.

Man darf dabei auch nicht vergessen, dass Brustmuskeln im Tierreich primär zum Vierfüßerlauf oder Flügelschlagen benötigt werden. Flügel haben wir Menschen nicht und auf allen Vieren bewegen wir uns, außer nach Alkoholexzessen, auch eher weniger. Demnach befinden sich unsere Brustmuskeln im evolutionär bedingten Dornröschenschlaf.

Die Muskeln unserer Arme sind die meistbenutzten und daher auch nervlich am besten enervierten. Logischerweise versuchen wir dann auch unterbewusst, diese zu stark einzusetzen. Sich auf Brust- oder Rückenmuskeln zu konzentrieren und diese gezielt einzusetzen, ist ein Lernprozess.

Hier kann das Prinzip der Vorermüdung helfen. Das funktioniert in einem modern ausgestatteten Gym besonders gut. Es gibt eine Reihe von Geräten, die es ermöglichen, Muskelgruppen isoliert zu bearbeiten.
An einer Butterflymaschine kann man z.B. ganz gezielt die Brustmuskulatur bearbeiten. Wenn man erst einige Übungssätze an der Butterfly macht und dann ans Bankdrücken geht, sind Trizeps und Schulter noch frisch und die vorermüdeten Brustmuskeln bekommen ihren Teil ab.
Man kann sich die Frage stellen, warum man denn überhaupt Bankdrücken macht, wenn doch die Butterflymaschine den Brustmuskel genügend beansprucht. Das ist dann eine Frage der Sichtweise des Sports.

Wer aus kosmetischen Gründen, was völlig legitim ist, Bodybuilding betreibt, der könnte sich theoretisch darauf beschränken, Muskeln isoliert zu trainieren.

Wer auf eine funktionelle Muskulatur aus ist, für den kommt so ein Baukastensystem, in dem er die Muskeln alle einzeln trainiert, nicht in Frage. Durch Verbundübungen, in denen mehrere Muskelgruppen eine Übung ausführen, lernen diese das richtige Zusammenspiel miteinander. Darüber hinaus sind an solchen Übungen viele kleinere Muskeln beteiligt, die die Bewegung steuern und koordinieren.

Ausschließlich mit Isolationsübungen zu arbeiten, wäre vergleichbar mit einem Auto, an dem Motor, Kupplung, Getriebe und Bereifung auf Höchstleistung getrimmt würden, man aber alle Befestigungsschrauben verrosten lässt. Bei Vollgas fällt dann alles auseinander.

Bei einem menschlichen Körper kann das zu üblen Verletzungen führen.

Das Prinzip der Vorermüdung verbessert die Wirksamkeit von Verbundübungen, welche wiederum unersetzlich für ein funktionelles Muskeltraining sind.

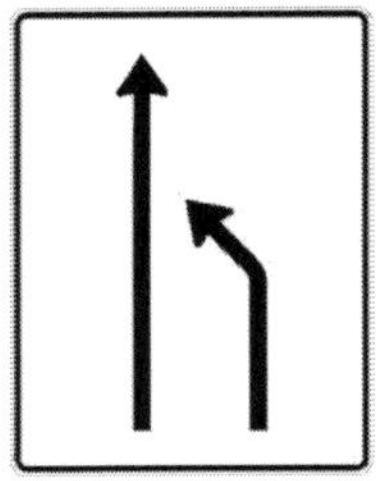

Teilwiederholungen

Wenn bei einigen Übungen das Gewicht einen langen Weg zurückzulegen hat, bemerkt man oft eine unterschiedlich intensive Belastung im Muskel. Um trotzdem die gewünschte Wirkung zu erzielen, kann man die Übung im Bewegungsablauf variieren.

Ein großer Befürworter solcher Methoden war Larry Scott, der erste Titelträger der Mr. Olympia-Krone. Es war übrigens tatsächlich eine Krone, mit der man den König der Bodybuilder damals bedachte. Nachdem sich durch verschiedene Bodybuilding-verbände und unterschiedliche Größen und Gewichtsklassen immer mehr Sportler Mr. Universum nennen durften, galt es, den tatsächlich Besten zu finden.
Joe Weider erfand 1965 den Mr. Olympia, der auch heute noch der höchste Titel im Profibodybuilding ist.
Im Gegensatz hierzu hat der Mr. Universum durch eine inflationäre Entwicklung der einzelnen Leistungsklassen sehr an Bedeutung verloren. Hier und da gibt es Mr. Universum-Klassensieger, in deren Galaxie offensichtlich eine Hungersnot herrscht.

Zurück zu Larry Scott. Herausragendes Kennzeichen von Larry

Scott waren seine Oberarme. Und seine Variationen des Langhantelcurls waren mannigfaltig. In der Anfangsbewegung haben meist die Unterarme die Hauptbelastung und erst nach und nach kommt der Bizeps stärker ins Spiel. Oft bricht man den Trainingssatz ab, weil die Unterarme ermüdet sind.

Um dem zu entgehen, variieren Sie wie folgt:
Beginnen Sie mit einer Abfolge von mehreren Wiederholungen nur in dem Teilbereich der Bewegung, wo Sie den Bizeps gut spüren. Dann beenden Sie den Satz mit einigen Wiederholungen über den vollen Bewegungsablauf.
Kombinationen aus Teil- und Vollwiederholungen erlauben das Training eines Muskels über den vollen Bewegungsablauf bei gleichzeitiger Intensivierung des Belastungsreizes der anvisierten Muskelgruppe.

Verzögerte und beschleunigte Bewegungsabläufe, ISO-Tensions

Eine weitere Methode, um bei den oben beschriebenen Übungen zu verfahren, ist eine gezielte Verlangsamung oder Beschleunigung von Bewegungsabläufen.
Neben der Möglichkeit, eine komplette Bewegung explosiv, z.B. für ein Schnellkrafttraining, oder extrem verzögert, wie es beim HIT-Training empfohlen wird, auszuführen, kann man Teilbereiche des Bewegungsablaufes variieren.
Bleiben wir bei dem Beispiel des Langhantelcurls. Über den Teil der Bewegung, wo die Unterarme zu stark belastet werden, geht man dann schnell hinweg und dort, wo der Bizeps intensiv arbeitet, verzögert man die Bewegung. Über den ganzen Bewegungsablauf erfolgt aber eine kontrollierte Bewegung und es wird nicht abgefälscht.
Dies lässt sich noch intensivieren, indem man am Endpunkt der Bewegung, also beim gebeugten Oberarm, ganz gezielt den Bizeps einige Sekunden lang maximal anspannt. Man spricht hier von ISO-Tensions oder Gipfelkontraktionen. Den Muskel am Endpunkt der Bewegung maximal anspannen hat auch noch den Vorteil, dass hierdurch eine verbesserte Muskelkontrolle erlernt wird. Einen Muskel, den man auf diese Weise intensiv bei einer Übung spürt, kann man umso besser willentlich anspannen.

Dies kann von entscheidendem Nutzen für Ihr Training sein.

Wer die Bewegungsabläufe der einzelnen Übungen einfach nur stupide ausführt, dem bleibt ein ganz wichtiger Aspekt im Bodybuilding verborgen. Wer hingegen schon zu Beginn der Übung die Zielmuskulatur spürt und bewusst mit diesem Gefühl seine Bewegungen ausführt, der kann förmlich spüren wie seine Muskeln wachsen.
Fortgeschrittene Sportler sprechen von einem tranceähnlichen Zustand, in dem Körper und Geist verschmelzen. Dies wird nicht nur von Bodybuildern und Niederländern beschrieben, wo ja die „Schultüte“ eher ein Begriff aus der Oberstufe ist, sondern Leistungssportler aller Disziplinen kennen das.

Wenn ein Achter beim Rudern förmlich über das Wasser fliegt, wenn ein Marathonläufer in einem Schwebezustand ist oder ein Sprinter die 100 m in einem Tunnel wie im Zeitraffer wahrnimmt, dann verschmilzt der Sportler komplett mit seinem Sport.
Eine weitere Methode, um die bewusste Muskelkontrolle zu fördern, ist das Posing, mehr dazu später.

Negativwiederholungen

Das Prinzip der Negativwiederholungen kann Ihr Training weiter intensivieren. Man macht sich hier einen Schutzmechanismus des Körpers zu Eigen. Bei Schutzbewegungen, wie z.B. das Auffangen eines Sturzes, setzt unser Körper mehr Muskelfasern ein als bei bewussten Bewegungen. In der Leichtathletik macht man sich dieses Prinzip mit Tiefsprüngen zu Nutzen. Man springt aus unterschiedlicher Höhe auf eine Matte oder in eine Grube und zwingt den Körper damit, mehr Muskelfasern einzusetzen.
Beim Hanteltraining ist es so, dass Sie ein Gewicht, das Sie nicht mehr hochheben können, immer noch kontrolliert ablassen können. Solche Negativwiederholungen kann man an das Ende eines Trainingssatzes setzen oder mit ihnen arbeiten, um den Körper an größere Lasten zu gewöhnen.

Solche Maßnahmen zur Trainingsintensivierung sind aber mit sehr viel Vorsicht zu genießen. Diese Abwehrmechanismen unseres Körpers sind eigentlich für lebensbedrohliche Situationen gedacht. Unser Körper schaltet Mechanismen, die seinen Bewegungsapparat vor Verletzungen schützen sollen, aus, weil in einer Ausnahmesituation Überleben vor Verletzen gilt. Führt man diese Situation künstlich herbei, kann es eben auch sehr schnell zu Verletzungen führen. Negativwiederholungen sollten daher sehr erfahrenen Sportlern vorbehalten bleiben.

Doppelsätze, Riesensätze, Giant-Sets etc.

Diese Wortkreationen beschreiben Kombinationen mehrerer Übungen, die man nahezu ohne Pause hintereinander absolviert. Kombiniert man 2 Übungen miteinander, spricht man vom Doppelsatz, kombiniert man 3 oder mehr, ist von Riesensätzen oder - weil Anglizismen einfach cooler sind - von Giant-Sets die Rede.

Die Kombinationen erfüllen verschiedene Zwecke.
Beim eben beschriebenen Prinzip der Vorermüdung kann man z.B. die Grundübung direkt und ohne Pause nach der Isolationsübung ausführen. Dadurch nimmt man dem großen, isoliert bearbeiteten Muskel die Chance, sich wieder so weit zu regenerieren, dass die kleineren Muskeln wieder das schwächste Glied in der Bewegungskette werden könnten.
Sie können auch eine Reihe von Übungen für eine Muskelgruppe kombinieren, um diese möglichst maximal zu erschöpfen und neue Impulse zu setzen. Dem Masochismus sind hier kaum Grenzen gesetzt und Trainingskombinationen dieser Art helfen oft über einen Leistungsstillstand hinweg.

Ebenfalls sehr sinnvoll sind Kombinationen aus Übungen gänzlich unterschiedlicher Muskelgruppen.

Die Kombination Kniebeugen und Überzüge gilt z.B. als Wundermittel, um den Brustkorb zu erweitern. Und selbst wenn dies beim ausgewachsenen Sportler eher vergeblich ist, ist aber die Trainingswirkung auf die Zwischenrippenmuskulatur unumstritten.

Andere Kombinationen ersparen einfach viel Zeit.
Wenn Sie einander entgegen arbeitende Muskelgruppen (Protagonist und Antagonist, so viel Latein musste jetzt einfach sein) im Doppelsatz trainieren, können Sie, genügend Kondition vorausgesetzt, zwei Muskelgruppen auf einmal trainieren. Die Kombination Bizeps und Trizeps bietet sich hier an. Während Sie den Bizeps trainieren, dehnen Sie den Trizeps vor, der ganze Arm ist bereits gut durchblutet und die Trizepsübung kann gleich folgen.

Auch in der Abfolge der Wiederholungen eines Satzes gibt es ausreichend Spielraum. Man kann, wie beim PITT-System, das Gewicht zwischendurch ganz ablegen und mehrere Sekunden pausieren oder die Wiederholungen in möglichst rascher Abfolge abspulen. Dazwischen gibt es mannigfaltige Möglichkeiten. Experimentieren Sie auch damit.

Wenn Sie dann keuchend einen Trainingssatz abbrechen müssen, weil Ihnen einfach die Luft weg bleibt, dann gibt es auch hierzu verschiedene Auffassungen. Sie können die Pausen zwischen den Wiederholungen vergrößern, um dann ausgeruht mehr Gewicht bewältigen zu können. Sie können aber auch einfach die rasche Bewegungsabfolge beibehalten, bis Ihr Körper dadurch die notwendige Kondition erlangt hat, um nicht mehr in Atemnot zu geraten.
Beides wird Ihrem Körper Anpassungsreaktionen abnötigen, die

wiederum in erhöhter Leistungsfähigkeit resultieren.

Tom Platz, ein Profibodybuilder, der in den 80er Jahren durch seine extreme Oberschenkelentwicklung auffiel, empfahl die Hantelkniebeuge als Ausdauertraining. Er machte Sätze mit mehr als 100 Wiederholungen, um die Kondition zu steigern. Wenn Sie das schon einmal ausprobiert haben, dann kennen Sie das Gefühl, wenn jemand mit einer Vakuumpumpe den gesamten Sauerstoff im Gym gestohlen hat.

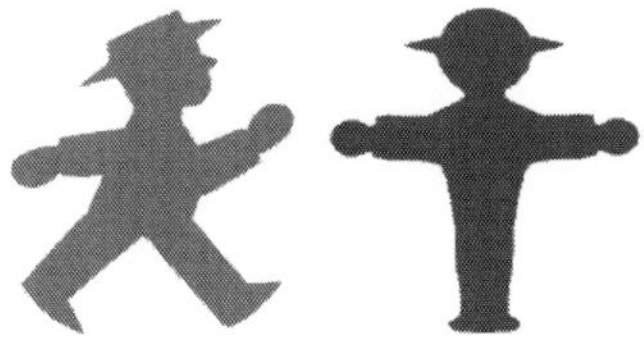

Posen

Nanu? Was jetzt?
Ich will auf keine Bodybuildingbühne und auch nicht am Strand den Pokal für den Gockel des Monats gewinnen.

Keine Sorge, das alles müssen Sie auch nicht. Dies wird auch kein Ratgeber, wie man sich mit dem Arm an der Theke aufstützt oder sich durch das Haar streicht und dabei seine Muskulatur optimal zur Geltung bringt.
Übrigens gab es in den Muskelmagazinen der 60er und 70er noch ernstgemeinte Anleitungen dafür, wie man den Damen am Strand imponiert. Von der geschickten Pose auf dem Badetuch, bis hin zur Anleitung zu akrobatischen Übungen fand man dort vieles. Der Strand im Sommer war dem Sportler das, was heute die Kontaktbörsen im Internet sind. Mit dem Unterschied, dass man am Strand weniger mogeln konnte.
Übergewichtig, kahlköpfig und ständig vor dem Fernseher hockend, definierte sich damals noch nicht als sportinteressierter Herr mittleren Alters mit Kurzhaarfrisur und geregeltem Tagesablauf.

Das oft belächelte Posieren der Bodybuilder vor einem Spiegel hat eine fast in Vergessenheit geratene Bedeutung. Leider ist es in vielen Fitnessstudios (habe ich schon gesagt, dass mir der Begriff zuwider ist?) sogar verboten. Posen hat für den zielorientiert trainierenden Bodybuilder 2 Funktionen.

Erstens ist der Spiegel für den Bodybuilder das, was die Stoppuhr für den Sprinter ist. Der eigene kritische Blick oder besser noch der eines kundigen Trainers ist jeder Waage und jeder Körperfettmessung überlegen. Wenn Sie 3 kg Muskeln aufbauen und dazu 3 kg Fett verlieren, zeigt Ihre Personenwaage das gleiche Gewicht an. Im Spiegel sehen Sie aber zwei komplett verschiedene Personen. Die für die Bodybuildingwettkämpfe entwickelten Pflichtposen sind hier Standardpositionen, die eine schonungslose Analyse ermöglichen.

Funktion 2 ist aber fast noch wichtiger. Durch das gezielte Anspannen der Muskulatur schleifen sich Nervenbahnen besser ein. Sie bekommen ein zunehmend besseres Gefühl für Ihre Muskulatur und Ihr Training. Wo Sie anfangs noch einfach irgendwelche Übungen ausführen, bekommen Sie mehr und mehr ein Gespür dafür, welche Muskeln Sie auf welche Weise optimal erreichen. Dieses Muskelgefühl ist der perfekte Wegweiser für einen individuellen Trainingsplan mit auf Ihren Körper abgestimmten Übungen und Bewegungsabläufen.

Dieses Muskelgefühl warnt Sie auch vor Über- und Fehlbelastungen. Fragen Sie einmal einen Wettkampfbodybuilder, wie er sich einen Tag nach einem Wettkampf fühlt.
Das bewusste, immer wieder maximale Anspannen aller Muskeln in den einzelnen Posen ist unglaublich anstrengend. Schon so manchem Sportler ging hier die Kondition im Wettkampf aus und er verlor dabei wichtige Punkte.
Posen ist kein Imponiergehabe, sondern kann eine effiziente Er-

gänzung Ihres Trainings sein. Und vielleicht findet sich ja auch im nächsten Jahr noch jemand, dem es am Strand imponiert.

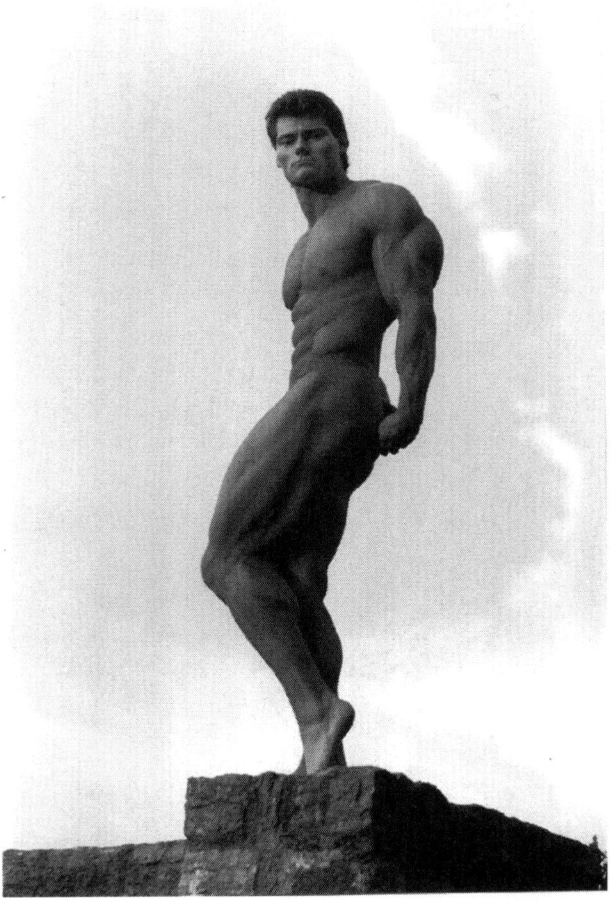

Foto: Bernd Beiderbeck

Motivationstipps

Spielen und dadurch trainieren

Nehmen wir den Begriff „Spielen“ noch einmal auf.
Spielen ist die effizienteste Lernform. Das gilt nicht nur für Kinder. Mühelos erlernen Kinder komplizierte Bewegungsabläufe im Spiel. Sie laufen beim Ballspiel nahezu unermüdlich die längsten Strecken. Ebenso mühelos und spielerisch erlernen Sie im Urlaub eine Fremdsprache, die Sie in der Schule hat verzweifeln lassen. Oft ist ein beherztes, spielerisches Herangehen an ein Problem effizienter als langwieriges Zerplanen.

Laut Psychologen machen wir uns über 90% aller Gedanken und Sorgen über Probleme, die nie eintreten werden. Wenn es um Ihre Familie und Ihren Beruf geht, dann wird man Ihnen diese Sorgen auch kaum nehmen können.
Machen Sie aber nicht Ihre Sportfreizeit zu einer Problemzeit. Seien Sie dort wieder Kind, grübeln Sie nicht zu viel nach und haben Sie Spaß. Nehmen Sie Ihr persönliches Training spielerisch in Angriff.

Gehen Sie ins Fitnessstudio und seien Sie wieder 11 Jahre alt. Sie müssen ja nicht wie ich im SpongeBob-Shirt erscheinen. Sehen Sie das Gym als großen Spielplatz an und betrachten Sie Ihr Training als Spiel. Ein Spiel, welches aus Sicherheitsgründen ein paar wichtige Regeln hat.
Also hören Sie auf „Mama" und „Papa" Trainer, wenn Gefahr für Ihre Gesundheit im Verzug ist.

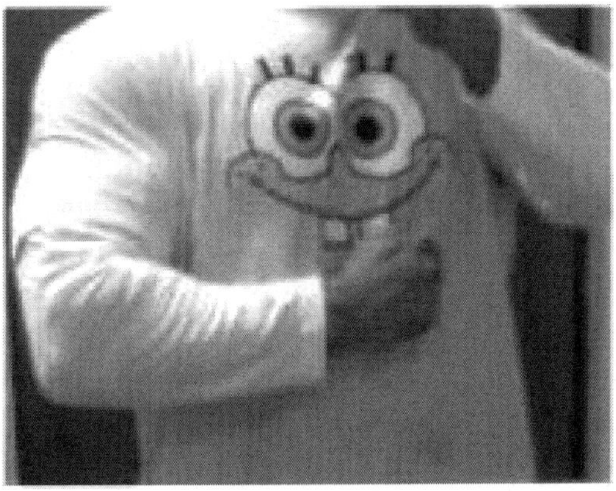

Bevor Sie sich in ein vermeintlich planloses Training stürzen, lassen Sie sich die Bewegungsabläufe der einzelnen Übungen von Ihrem Trainer erklären. Passen Sie auf, dass Sie sich durch völlig falsche Übungsausführungen nicht verletzen. Das ist besonders bei Freihanteltraining wichtig.
Gehen Sie nicht mit einem „Will ich auch probieren" an die Beinpresse, auf der noch die Scheiben des größten Gorillas im Gym aufliegen.
Das gibt es nicht, sagen Sie? Ich habe genau dies schon erlebt. Dem Konstrukteur dieser Beinpresse sei Dank für die zweite

Sicherheitsarretierung. Wir hätten die Flecken sonst nie mehr aus dem Teppich heraus bekommen.

Sind Sie drin in Ihrem Spiel, werden Sie schnell bemerken, dass Ihr Körper auf Autopilot schaltet. Ihr Körper fällt mit seinem Kreislauf und Hormonsystem in den Zustand, den er seinerzeit benötigte, als es mit der Keule in der Hand auf Nahrungsmittelbeschaffung oder zum außerjuristisch zu lösenden Rechtsstreit ging.

Viele sprechen von dem „Flow", bei dem alles scheinbar mühelos gelingt. Nutzen Sie diesen Autopiloten. Vermeiden Sie dabei aber die seinerzeit noch durchaus gesellschaftsfähigen Intonationen.

Manchmal hat man beim Betreten eines Gyms das Gefühl, bei einem Casting für Elchimitatoren zu sein. Natürlich macht man bei großer Anstrengung auch schon mal ein Geräusch. Man muss sich aber nicht gleich von der ersten Wiederholung an warmbrüllen, um bei der letzten die maximale Lautstärke und Aufmerksamkeit aller Mittrainierenden zu bekommen.

Wie viel Energie das kostet, können Sie gerne einmal ausprobieren. Stellen Sie sich unter eine Eisenbahnbrücke oder vor ein Rudel pubertierender Teenager und schreien Sie eine halbe Stunde herum, so laut Sie können. Beide Adressaten werden sich davon gleich wenig beeindrucken lassen, aber Sie sind fix und fertig. Auch hier liegt die Kraft zunächst mal in der Ruhe.

Sie haben einen Vertrag in einem Gym mit vielen verschiedenen Geräten? Probieren Sie sie aus! Wenn Sie wollen, alle an einem Tag. Natürlich wird das keinen optimalen Trainingseffekt haben

und Ihnen wird wohl am nächsten Tag alles weh tun. Aber auch das ist Training. Beim nächsten Mal werden Sie sich ein wenig zurückhalten und nur noch mit den Lieblingsgeräten spielen.
Sie wollen bestimmte Übungsvarianten versuchen? Tun Sie es. In den 80ern waren sogenannte „Gravity Boots“ populär. Damit hing man wie die Fledermäuse an der Klimmzugstange.
Aufgrund der zweifelsfrei scherzhaften Empfehlung eines Top-Bodybuilders gab es Leute, die so ihre Arme trainierten. Es gab dazu die tollsten Erfolgsmeldungen und die übelsten Kopfschmerzen.

Kurzum, wenn Sie nicht Gefahr laufen, sich mit zu großem Unsinn zu verletzen, dann betrachten Sie ein Gym als großen Spielplatz. Stören Sie beim Spielen nicht die anderen Kinder und nehmen Sie bitte Rücksicht auf die Erwachsenen. Die erkennen Sie daran, dass sie mit verkniffenem Gesicht einen „optimierten“ Plan absolvieren und irgendwie ständig unzufrieden wirken.

Suchen Sie sich einen Mitspieler

Spielen macht Spaß und Spielen macht noch mehr Spaß, wenn man einen oder gleich mehrere Mitspieler hat.
Machen Sie kleine Wettbewerbe aus Ihrem Training.

Wer schafft eine Wiederholung mehr als beim letzten Training?

Wer kennt eine neue Übung?

Wer schafft 2 km mehr auf dem Laufband?

Da gibt es so viele Möglichkeiten. Davon kann sich ein ganzes Gym anstecken lassen. Zwei Bespiele: Aus dem Gedanken, wie viele Wiederholungen man denn so im Kreuzheben mit 100 kg für die Jungs und 50 kg für die Mädels machen kann, wurde ein kleiner Wettbewerb. Das steigerte sich so weit, dass die spätere Siegerin über 130 Wiederholungen hinlegte.

Noch eindrucksvoller entwickelte sich eine kleine Bankdrückwette. Damals ging es erst einmal nur bei 4 Personen darum, wer mehr Wiederholungen mit 50 kg ausführen könnte. Plötzlich wollte jeder mitmachen. Es wurde dann der 29. Februar als Stichtag gesetzt, um den 4-Jahresmeister zu küren.
Fast täglich versuchten sich Mitglieder an einem neuen persönlichen Rekord und bald schon wurde klar, dass ein Sieg wohl deut-

lich jenseits der 100 Wiederholungen fallen würde. Auf dem späteren Dreikampf um den Sieg, bei dem ich Platz 3 erringen konnte (ab und an mal Eigenlob muss sein), lag aber nicht das Hauptaugenmerk. Überall ging es zwischen Trainingspartnern, Freunden und auch Vater und Sohn um die eine Wiederholung mehr. So schlug der Sohn ganz Stolz den Vater mit 9 zu 8 Wiederholungen.
Da zwang sich niemand zum Training, sondern das große Spiel machte allen Spaß und es stellten sich Erfolge dort ein, wo man sich vorher vergeblich abmühte. Die Top Drei lieferten letzten Endes 406, 360 und 297 Wiederholungen ab. Eine Leistung, die keiner der drei vorher für möglich gehalten hätte.

Arnold Schwarzenegger schreibt in einem seiner Bücher eine ähnliche Geschichte: Weil es mit dem Beintraining nicht so richtig vorwärts ging, traf man sich mit Freunden, einem Kniebeugenständer, Grillfleisch und Bier zum Campen. Da wurden dann im Wettstreit stundenlang Kniebeugen gemacht. Das Bier war sicherlich nötig, um die Schmerzen später ein wenig zu lindern.

Experimentieren Sie, toben Sie sich aus, erforschen Sie spielerisch Neues. Altes Zitat: "Was für Kinder gut ist, kann für Erwachsene nicht schlecht sein."

Der ideale Spielplatz

Den Platz, an dem Sie Ihren Spaß haben wollen, sollten Sie gerne betreten und sich dort wohlfühlen.
Bevor Sie einen Vertrag in einem Gym unterschreiben oder sich zu Hause ein Heimstudio einrichten, bedenken Sie, dass Sie zukünftig viel Zeit dort verbringen werden. Also suchen Sie sich ein Gym aus, in dem die Menschen und das Umfeld zu Ihnen passen.
Was nützt Ihnen die hypermoderne Einrichtung, wenn Sie sich dabei vorkommen wie beim Zahnarzt?
Was bringt die kompetenteste Beratung, wenn Sie den Trainer einfach nicht mögen?
Was sparen Sie bei einem günstigen Monatsbeitrag, wenn Sie sich für 15,99 Euro im Monat unwohl fühlen?

Mit einem Gym ist es wie mit der Stammkneipe. Es ist nicht wichtig, ob das Bier dort 10 Cent billiger ist, sondern ob man sich in dem Ambiente wohlfühlt und mit Menschen zusammenkommt, die man mag.
Mit dem Heimstudio ist es ähnlich. Bedenken Sie, dass es ein Raum ist, in dem Sie viel Zeit alleine oder mit wenigen Freunden verbringen werden. Die Trainingsgeräte sollen eine Zeit lang halten und nicht ständig klemmen oder repariert werden müssen.
Schauen Sie einmal in den Kleinanzeigenmarkt, wie viele Geräte dort mit dem Zusatz: "...wurde vor einem Jahr gekauft und so

gut wie nie benutzt“ verkauft werden.
Über den Ärger wegen des herausgeworfenen Geldes sinkt nach so einer Aktion das grundsätzliche Bedürfnis, sich wieder mit dem Bodybuilding zu befassen.

Machen Sie den Trainingsraum zu Ihrem Hobbyraum, den Sie gerne betreten. Dekorieren Sie ihn mit Bildern oder anderem, gestalten Sie ihn freundlich und einladend und achten Sie auf eine breite Türe, damit Sie nach dem Training auch wieder hindurch passen.
Musik kann beim Training Wunder bewirken, sie kann aber auch fürchterlich nerven. Wie sagte schon Wilhelm Busch: „Musik wird störend oft empfunden, weil stets sie mit Geräusch verbunden.“

Im Heimstudio haben Sie es ja in der Hand, aber wenn der Inhaber Ihres Gyms einen gänzlich anderen Musikgeschmack hat als Sie, kann das sehr stören. Vom Ghettorap bis zu den Charts der Volksmusik sind der Akustikfolter keine Grenzen gesetzt. Sie können natürlich mit aufgesetztem MP3 Player trainieren, aber dann ist man mit so einem Kommunikationstöter auf dem großen Spielplatz wieder völlig alleine.
Sie verschenken dann einen der größten Motivationsfaktoren, die Menschen um sie herum. Ein großer Teil des Nimbus Schwarzenegger rührte daher, dass er es schaffte, ein ganzes Gym mit seiner Trainingsenergie anzustecken.
Man erzählt sich noch heute Geschichten davon, wie sich die Atmosphäre im alten ‚Golds Gym‘ änderte, sobald Arnold sein Training begann. Er riss förmlich alle mit, machte dabei hier und da einen Scherz und jeder fühlte sich irgendwie stärker und besser.

Solche Personen findet man gar nicht so selten. Sie mögen nicht gleich ein ganzes Gym in Aufregung versetzen, aber Sie kann so jemand ungemein motivieren. Das kann der Trainer sein, Ihr Trainingspartner oder eine andere Person, in deren Nähe Sie sich einfach wohlfühlen. Durchaus auch Personen des anderen Geschlechts.
Einer Studie zufolge steigerte sich die Bankdrückleistung bei Studenten um durchschnittlich 10%, wenn die Hilfestellung dabei von einer attraktiven Dame geleistet wurde. Die Herren sollten sich aber nicht zu sehr auf die Damen konzentrieren, da man den „Pump" ja in den Muskeln haben möchte.

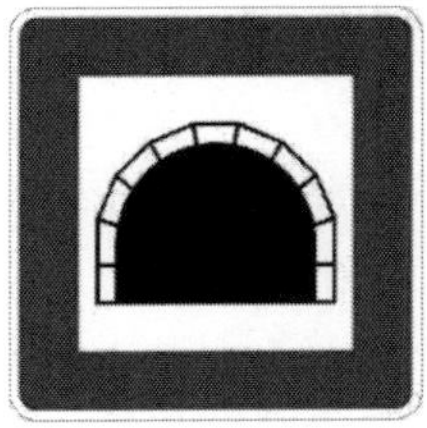

Zielsetzung

Setzen Sie sich erreichbare Ziele!
Diesen Satz werden Sie überall lesen. Aber was sind erreichbare Ziele? Woher sollen Sie wissen, was für Sie erreichbar ist und was tun Sie, wenn das erreichbare Ziel doch unerreichbar ist? Wo ist da Licht am Ende des Tunnels?

Der Weg ist das Ziel!
Diese chinesische Weisheit sollten Sie verinnerlichen.
Mit jedem Tag, an dem Sie gerne trainieren, mit jeder Trainingseinheit, die Sie mit Freude absolvieren, haben Sie schon Ihr Ziel erreicht.
Dabei kann es durchaus passieren, dass Ihr Gewicht stagniert oder die Leistungssteigerung nicht die erhoffte ist. Na und? Sie tun das, was Sie tun, doch gerne. Das Umfeld, der Sport, das Experimentieren mit Ihrer Leistungsfähigkeit und den vielen Trainingsmöglichkeiten bereitet Ihnen doch Vergnügen. Sie fühlen doch die neu gewonnene Kraft, selbst wenn es nicht ganz so viel ist, wie Sie sich erhofft haben. Also bleiben Sie weiter am Ball, Ihr Körper wird schon reagieren, Schritt für Schritt, von Training zu Training, er kann gar nicht anders.
Als Zusatzmotivation können Sie sich kleine Ziele setzen. Zwei Wiederholungen mehr beim Bankdrücken, einen Klimmzug mehr

als Ihr Trainingspartner oder einen Zentimeter mehr Armumfang. Versteifen Sie sich aber nicht zu sehr auf diese Ziele. Wenn sie Ihnen zu viel abverlangen, sind sie es nicht wert.
Dann verlieren Sie eben die Wette mit Ihrem Trainingspartner, lachen gemeinsam darüber und gehen wieder ans Training. Beim nächsten Mal gewinnen Sie. Gewonnen haben Sie doch ohnehin schon, denn Bodybuilding ist zu einem schönen Hobby geworden, das Ihnen ganz nebenbei auch noch einen besseren Körper beschert.

Vielleicht nicht ganz den Wunschkörper, vielleicht nicht das Covershot-Sixpack, vielleicht nicht den Bizeps Ihrer Träume, aber den besten Körper, den Sie je hatten.

Her mit dem Sixpack, Sinn und Unsinn von Diät

Der Waschbrettbauch, die schlanke Taille, die sichtbar verbesserte Figur, das sind völlig legitime Ziele, wenn Sie Bodybuilding betreiben.

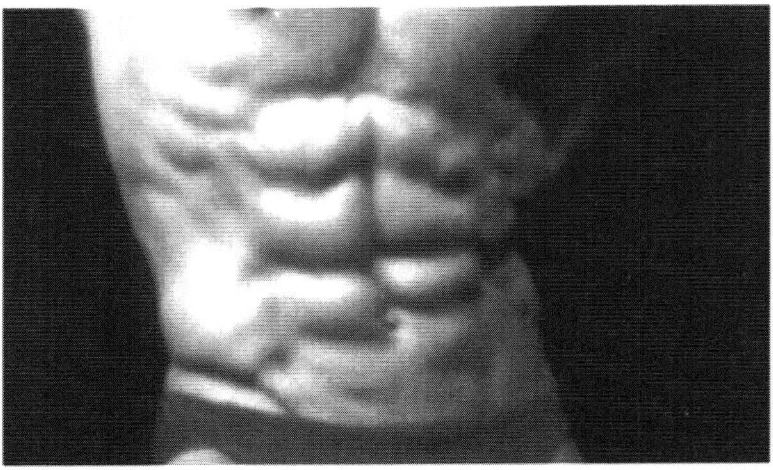

Natürlich gibt es den gesundheitlichen Aspekt, die Kräftigung und die verbesserte Ausdauer, aber letzten Endes wird dieser Sport mehrheitlich auch aus kosmetischen Gründen betrieben.

Im Wettkampfbodybuilding spricht man von der Muskeldefinition. Diese ist ein wichtiges Bewertungskriterium, denn der Körper und seine Form soll durch Muskeln definiert werden. Ein großer Armumfang durch Muskeln, nicht durch Fett, ist das Ziel.

Die Frage, die sich nun stellt, ist, wie man dorthin kommt. Mehrheitlich wird man Ihnen eine spezielle Diät vorschlagen. Die dazugehörigen Empfehlungen sind mannigfaltig und können durchaus den gewünschten Effekt erzielen. Ebenso oft führen sie aber auch zum Verlust der mühsam antrainierten Muskelsubstanz.

Deshalb möchte ich Ihnen einen anderen Weg vorschlagen.

Warum im Bodybuilding so viel über Diät geredet wird

Auch wenn sich die breite Fitnessbewegung vom Wettkampfbodybuilding scheinbar losgesagt hat, so werden doch nach wie vor die im Leistungssport gemachten Erfahrungen auf den Breitensport übertragen.

Leider ist, in meinen Augen, hier im Wettkampfbodybuilding vieles aus dem Ufer gelaufen.
Die Mehrheit der Sportler unterteilt in die sogenannte Massephase und die Diätphase. Da werden unglaubliche Nahrungsmittelmengen verzehrt und es sammelt sich Kilo um Kilo an, um ein Maximum an Muskelmasse zuzulegen. Das Sixpack im Speckmantel ist hier Realität und kein Kneipenwitz.
Die anschließende, oft monatelange Diätphase bringt das im Verborgenen Erarbeitete zum Vorschein.

Also: Massephase – Diätphase - Massephase.

Was natürlich zu einem Jojo-Effekt führt. Einige Wochen im Jahr hat man den Wunschkörper für einen Wettkampf, ein paar Fototermine oder den Sommerurlaub und dann geht es wieder hoch mit den Kilos.

Und von mal zu mal wird das oft schwieriger und die Diät extremer. Nicht in Friseursalons und Modelkreisen, sondern in Body-buildingleistungszentren werden die exotischsten Diättipps ausgetauscht.
Was sich Wettkampf- und Freizeitbodybuilder teilweise antun, um in Form zu kommen, würde an anderer Stelle Menschenrechtler auf die Barrikaden bringen. Und da es ja mehrheitlich so gemacht wird, muss das ja so richtig sein. Kein Wunder, dass in diesem Sport gerade von den Musterkörperbesitzern so viel über Ernährung geredet wird, wo einem diese ja monatelang entzogen wird.

Es ist fast wie bei pubertierenden Jungs und dem Sex. Da man ihn nicht hat, aber alle darüber reden, muss es das Wichtigste auf dieser Welt sein. Nicht nur wegen der vielen Werbung, sondern auch aus diesem Verhalten heraus entsteht der Eindruck, dass die Ernährung das Schlüsselthema im Bodybuilding ist.

Wo Ihnen auf Sportmessen oder Wettkämpfen eine größere Anzahl an Bodybuildern begegnet, fühlen Sie sich sofort wie auf einer Tupperparty. An jeder Ecke sitzt dort jemand und isst Reis mit Pute aus einem Plastikbehälter. Die Gourmets der Szene verfeinern dieses Sterne-Menu noch mit drei Stücken Ananas.
Unendlich oft habe ich den Satz gehört: „Bodybuilding!? Ach dann darfst du ja dies und jenes gar nicht essen."
Meine Antwort lautet stets: „Weil ich Bodybuilding betreibe, kann ich essen, was ich will. Du musst ständig Diät halten, um nicht dick zu werden."

Ich will das Thema Ernährung nicht komplett negieren, aber wenn Sie den uns allen bekannten vernünftigen Rahmen nicht zu

stark verlassen, können Sie das Thema fast ignorieren.
Sie selber wissen, dass viermal täglich Currywurst mit Pommes rot-weiß nicht richtig sein kann.
Es ist aber auch nur Rindviechern vorbehalten, vom Grasen auf der Wiese groß und stark zu werden.
Wählen Sie beim Thema Ernährung den Mittelweg, bei dem Sie sich wohl fühlen und bei dem Sie noch am gesellschaftlichen Leben teilnehmen können. Ein gutes Essen mit Freunden in geselliger Runde ist ein wertvolles Geschenk an Körper und Geist. Genießen Sie es und schöpfen Sie Kraft daraus.

Das Formen Ihres Körpers überlassen Sie dem Training.

Schein und Sein

Hat Eugene Sandow Diät gehalten?
Haben die früheren Bodybuilder sich halb tot gehungert?

Die Antwort lautet nein. Eugene Sandow hätte seine Kraftleistungen sicherlich nicht erbracht, wenn er mit dem Kalorienhaushalt eines Top-Models oder eines Wellensittichs, beides ist in etwa identisch, gelebt hätte.
Sein Körper war muskulös, fettarm und spiegelte zu 100% das wieder, was er zu leisten imstande war. Nicht die Optik war das Ziel, sondern der unmittelbare „Nebeneffekt" der körperlichen Belastung.

Auch frühere Bodybuildingwettkämpfe fanden nach diesem Prinzip statt. Das Thema Diät hatte noch kaum Bedeutung. Die Sportler präsentierten das Ergebnis ihres Trainings so wie es war. Schauen Sie sich alte Bilder vom ersten Mr. Olympia Larry Scott an. Oder treffen Sie sich mit Freunden zu einem Filmabend. In den alten Herkulesfilmen mit Steve Reeves und Reg Park sehen Sie bemerkenswerte, leistungsstarke Körper.

Wenn heutige Wettkampfbodybuilder mit einem Körperfettgehalt von oft weniger als 5% auf der Bühne stehen, sieht es

mit der tatsächlichen Leistungsfähigkeit oft ganz anders aus. Gebeutelt und ausgemergelt von monatelangen Entbehrungen, oft zum Schluss auch noch mit einer extremen Dehydrierung verbunden, ist die Leistungsfähigkeit alles andere als das, was einem die Optik vermitteln will.
Wettkampfsport hat eben seine eigenen, extremen Regeln und geht eigene Wege.
Ein Formel 1-Fahrzeug ist auch nicht mehr straßentauglich.

"I´ll never do that f... diet again. It only makes me weak and flat."
So schimpfte ein zweimaliger Mr. Universum nach seinem desolaten Abschneiden bei einem Profiwettkampf 1985. Bei seinen vorherigen Siegen hatte er auf ausreichende Ernährung und schweres Training gesetzt. Auch da hatte er nicht die papierdünne Haut des einen oder anderen Konkurrenten, aber seine Muskeln waren rund und voll. Bei seinem Diätexperiment verlor er neben dem Körperfett gut 5 kg Muskelsubstanz und war damit völlig chancenlos.
Das gleiche Schicksal erlitt 1984 Sergio Oliva bei seinem Comeback. Der in meinen Augen wohl spektakulärste Athlet, den dieser Sport jemals hervorgebracht hatte, stand dort als Schatten seiner selbst auf der Wettkampfbühne.

Auf einem Wettkampf 1986 hat ein damals Zweitplatzierter einen sehr klugen Satz getan. Er sagte: „Ich bin gerade von einem Mann geschlagen worden, der 364 Tage im Jahr schlechter in Form ist als ich. Soll er heute mit seinem Pokal ruhig der Glücklichere sein, ich bin es an den anderen Tagen im Jahr."

Wollen Sie einmal im Jahr in einer extremen Form sein oder wollen Sie 365 Tage im Jahr die Ergebnisse Ihres Trainings sehen?

Soll Ihr Körper widerspiegeln, was er zu leisten imstande ist oder soll er lediglich einem kosmetischen Ziel folgend verformt werden?
Sollten Sie das Hauptaugenmerk lediglich auf eine stylische Optik legen, empfehle ich Ihnen einen chirurgischen Eingriff. Nicht nur die Oberweite der Damen wird dort in Angriff genommen, sondern man hat sein Repertoire längst er-weitert.
Waden, Bauch und Gesäßimplantate für Herren sind laut Aussage der plastischen Chirurgen auf dem Vormarsch. Fettabsaugung ist auch bei Männern wie bei Frauen ein immer beliebter werdender Eingriff. Silikontuning für alle!

Ich habe diese Frage erst so spät in diesem Buch gestellt, weil es bei einer Antwort mit „Ja“ definitiv eine Fehlinvestition war. Sie können das Buch also schon jetzt zu den anderen Büchern ins Regal stellen und müssen nicht weiter lesen. Ich entschuldige mich in aller Form dafür, Ihre kostbare Freizeit zu lange in Anspruch genommen zu haben und bedanke mich für die Spende.

Falls Sie die Frage mit „Nein“ oder zumindest „Jain“ beantwortet haben, lesen Sie bitte weiter.

Mit Bewegung statt Diät zum Wunschkörper

Ein Bodybuilder ist ein Kraftsportler, der auch noch laufen kann. Der Zehnkämpfer ist die am nächsten verwandte Sportart.

Sie haben diese Sätze noch behalten? Dann fragen Sie einmal einen Zehnkämpfer, wie er so vor einem Wettkampf Diät hält? Er wird Sie recht schnell an die nächste psychiatrische Anstalt verweisen.

Diese Leute haben ein immenses Pensum abzuarbeiten. Zehn verschiedene Disziplinen, die den ganzen Körper beanspruchen, mit Anforderungen an Ausdauer, Schnelligkeit und Kraft. Da ist es schwierig genug, überhaupt genug Nahrung in sich hinein zu schaufeln, um das alles zu schaffen.
Wenn Sie die vorherigen Artikel aufmerksam gelesen haben, dann fällt Ihnen auf, dass diese Begrifflichkeiten aber auch ständig beim Bodybuildingtraining auftauchen.
Das alles tun Sie doch auch. Viele verschiedene Disziplinen (Übungen), bei denen Sie dem ganzen Körper Ausdauer und Kraft abverlangen. Das ganze kombiniert mit einem zusätzlichen Ausdauertraining und wir sind wieder beim Ursprungsgedanken des Bodybuildings angekommen.

Bauen Sie Ihre Muskulatur auf. Nutzen Sie die unterschiedlichen Übungen und Trainingssysteme. Fordern Sie Ihren Körper immer wieder neu.
Machen Sie mit diesem zunehmend muskulöser werdenden Körper regelmäßiges Ausdauertraining und Sie werden sich über das Thema Diät kaum noch Gedanken machen müssen.

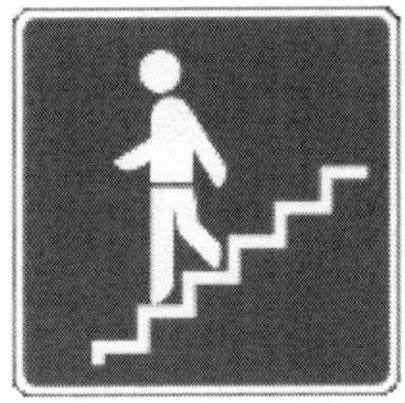

Verbrennt man durch Ausdauersport mehr Fett?

Immer wieder wird das Ausdauertraining als der Schlüssel zur Fettverbrennung gepriesen.
Aber stimmt das auch so?
Die Theorien zu aerobem und anaerobem Training füllen ebenso viele Bücher, wie ständig Neues hinzukommt und lange Zeit Gelehrtes wieder verworfen wird.

Bleiben wir einfach einmal dabei, dass der Körper bei einer moderaten Dauerbelastung mit verhältnismäßig niedriger Herzschlagfrequenz aerob arbeitet. Er verbrennt direkt Körperfett unter Hinzunahme vom Luftsauerstoff.
Aber dieser Urmechanismus des Menschen hat ein paar Tücken. Es ist nämlich der Energiesparmodus. Wenn es in der Vor-Supermarktzeit mit der Keule oder dem Sammelkörbchen zum Shopping ging, gab es dort nicht gleich alles im Angebot. Stundenlanges Suchen und Umherlaufen war an der Tagesordnung. Würden Menschen bei dieser Belastungsform viele Kalorien verbrennen, dann hätte so mancher Neandertaler verhungert vor dem Brombeerstrauch gelegen.
Nur wenn es dann zum Kampf kam, wurde die Pulsfrequenz nach oben gejagt und auf den anaeroben Turbomodus geschaltet. Also wie beim Sommerschlussverkauf. Suchen, finden, kämpfen.

Der aerobe Sparmodus verbrennt aber nun nicht wirklich viele Kalorien. Wenn Sie einen Blick in eine der vielen Mustertabellen werfen, dann sehen Sie schnell, dass eine Stunde Radfahren nicht wesentlich mehr verbrennt als ein Spaziergang. Radfahren auf einem Ergometer birgt dazu noch weitere Tücken. Der Körper muss sich nicht zusätzlich ausbalancieren wie auf einem richtigen Fahrrad und oft strampeln die Leute auf den stationären Bikes so langsam, dass sie mit richtigen Rädern wohl ständig umfallen würden.

Körperfett nur auf diese Weise zu verbrennen, klappt in der Theorie, ist aber in der Praxis ein sehr langwieriger Prozess. Um die körpereigenen Reserven wirklich zu fordern, müssen wir uns schon mehr einfallen lassen.

Energiesparen Ade, seien Sie unökonomisch

Nehmen Sie sich Ihr Auto zum Vorbild und denken Sie an all die Dinge, die den Verbrauch in die Höhe treiben. Stellen Sie sich vor, Sie wären ein Bewohner der Arabischen Emirate und das Benzin muss weg.
Erst mal muss mehr Hubraum her, damit richtig was durch die Einspritzdüse geht. Getreu dem amerikanischen Motto: Wir fahren schon lange 5-Liter-Autos. Dann ordentlich Gas geben und die Gänge schön ausfahren.
Wie hieß es noch in einem NDW-Song: „Ich geb Gas, ich geb Gas. Ich will Spaß, ich will Spaß.“ Und als Bonbon im Leerlauf ruhig schon mal zeigen, was man unter der Haube hat und das Gaspedal kitzeln. Wenn Sie all dies mit Ihrem Auto tun, bekommen Sie wahrscheinlich eine Ehrenurkunde von Ihrer Tankstelle und können diese dann gemeinsam mit dem Antrag auf Privatinsolvenz aufhängen.
Wenn Sie all das mit Ihrem Körper tun, verbrennt dieser seinen Körpertreibstoff Fett im Eiltempo und Sie haben wirklich Spaß am Fahren bzw. am Bewegen Ihres Körpers.
Denn das Gefährt, das Sie Ihr Leben lang begleitet, ist Ihr Körper, und im Gegensatz zu Ihrem Motor verschleißt Ihr Körper nicht dabei, sondern Sie tun ihm etwas Gutes.

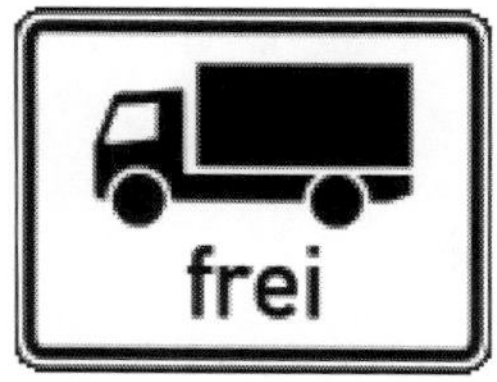

Den Hubraum vergrößern

Genau das unterscheidet Bodybuilding vom reinen Ausdauersport.
Beim Ausdauersport lernt Ihr Körper immer besser, mit der vorhandenen Energie umzugehen.
Beim Bodybuilding werden Ihre Muskeln immer größer und benötigen mehr Treibstoff.
Im Idealfall so viel, dass Sie kaum noch mit der Nahrung nachkommen. Zehren Sie Ihren Körper nicht durch Mangeldiäten aus, sondern bauen Sie sich einen Körper mit aktiver Muskulatur auf.

Wenn Sie schon einmal gelesen haben, dass es nicht möglich ist, gleichzeitig Muskeln auf- und Fett abzubauen, dann ist das im Prinzip richtig, man hat dabei aber eine wichtige Sache vergessen: Um muskulös zu sein, müssen Sie nicht zwangsläufig Körperfett verlieren. Es geht darum, den relativen Körperfettgehalt zu reduzieren.
Wenn Sie also Muskeln aufbauen und Ihr Körperfett sich nicht verändert, dann wird Ihr relativer Körperfettgehalt sinken und man wird es sehr viel deutlicher sehen, als wenn Sie sich lediglich ein paar Kilos herunter hungern.

Sie bauen, wie es der Name schon sagt, mit Muskeln Ihren Körper um. Muskeln formen Ihren Körper neu, der Tonus wird gestrafft und das Fett verdrängt. Stellen Sie sich einen kleinen, schneebedeckten Hügel vor. Man kann den Hügel unter dem Schnee kaum sehen. Und jetzt stellen Sie sich die gleiche Menge Schnee auf einem Berg vor. Da wirkt der Schnee allenfalls wie eine dünne Schicht Puderzucker.

Warum wohl müssen sich Magermodels halb tot hungern? Weil sie nahezu keine aktive Muskelsubstanz haben und ein paar Hundert Gramm Körperfett schon ihre „Idealmaße" in Gefahr bringen würden.
Mit einer guten Grundmuskulatur sieht das schon ganz anders aus. Sie müssen dabei weder als Mann noch als Frau die Extremproportionen von Wettkampfbodybuildern annehmen, es genügen schon 5 kg Muskeln, um eine komplett andere Figur zu bekommen.
Höchstwahrscheinlich verbrennt Ihr Körper nach und nach durch die Extramuskulatur noch zusätzliches Körperfett, aber auch, wenn das nicht der Fall ist, ändert sich Ihr prozentualer Körperfettgehalt und Ihre Optik wird sich sehr deutlich verändern.

Gas geben und auch den Leerlauf nutzen

Bewegen Sie Gewichte, lassen Sie Ihre Muskeln mit Vollgas arbeiten. Versuchen Sie, beim Training immer wieder einmal an Ihre Grenzen zu gehen.
Holen Sie aus einem Satz und einer Übung heraus, was Ihnen möglich ist. Nutzen Sie dazu die verschiedenen Trainingssysteme. Trainieren Sie sich z.B. durch ein volumenbasiertes System und gönnen Sie Ihrem Puls nicht zu viel Ruhe.
Oder trainieren Sie intensiv und setzen Sie Ihre Muskeln ordentlich unter Stress.
Sie kennen das Gefühl, wenn Sie vor einer Prüfung aufgeregt sind, Ihr Körper schwitzt und Sie rote Ohren bekommen. Da läuft die Heizung. Und Kalorien sind eine Wärmeeinheit. Ein gutes Training ist guter Stress und wirft den Kalorienofen ordentlich an. Sie beanspruchen die Muskeln intensiv und der Körper muss für die Arbeit, die er da leistet, den Pulsschlag in die Höhe jagen und die aerobe Komfortzone verlassen.
Das verbrennt für sich allein schon viel Energie. Die hieraus resultierenden Reparatur- und Aufbauprozesse fordern ebenfalls ihren Tribut. Noch Stunden nach einem Bodybuildingtraining hat Ihr Körper einen erhöhten Grundumsatz und verbrennt dabei die Sammelkalorien an Ihren Hüften.
Ebenso wichtig ist aber Folgendes: Lassen Sie Ihr neues „Vehikel“ nicht in der Garage versauern, sondern bewegen Sie es auch.

Agieren Sie nicht wie der 50-jährige Porschefahrer. Einmal aus der Garage durch die Nachbarschaft, dann in die Waschstraße und wieder zurück in die Garage.
Ihr Sportkörper will bewegt werden. Machen Sie regelmäßiges Ausdauertraining. Der Bodybuilder ist ein Kraftsportler, der auch laufen kann. Geben Sie Ihren Lungen Sauerstoff, verbessern Sie die Kondition und die Durchblutung Ihres Körpers. Er wird es Ihnen danken. Wenn Sie Spaß daran haben, machen Sie eine Ballsportart oder belegen Sie Tanz- und Aerobic-Kurse. Bewegung in der Gruppe macht einfach Spaß. Das Schwimmbad oder der Strand sind perfekte Plätze, um sich im Sommer auszupowern. Zu der Bewegung beim Schwimmen kommt noch der Effekt, dass Sie durch den Temperaturverlust im Wasser reichlich Kalorien verheizen. Ist Ihnen schon einmal aufgefallen, wie wenig Bodybuilder Sie in einem Schwimmbad antreffen?
Mal sind die Leute „auf Masse" und wollen keine unnötige Energie vergeuden. Dann ist man auf Diät und durch den Nahrungsentzug einfach zu kraftlos zum Schwimmen gehen. Die häufigsten Argumente sind aber: „Ich werde da so komisch angeguckt und ich bin mit meiner Figur noch zu unzufrieden." Während sich also Hunderte Menschen, von dünn bis extrem dick, sorglos im Freibad tummeln, grübeln viele Bodybuilder über die noch nicht ausreichend gute Figur. Ich habe noch nie einen Bademeister am Kassenhäuschen stehen sehen, wie er einen Gast mit: „Eyh Du! Wampe zu dick, Arme zu dünn. Kummst hier net rein, eyh." abgewiesen hat. Also auf ins Schwimmbad und wenn die Leute gucken oder reden, weil der Sport langsam sichtbar wird, lassen Sie sie gucken und reden.
Neid muss man sich verdienen, Mitleid bekommt man geschenkt.

Den Leerlauf aktiv nutzen

Das beste aerobe Training ist, in Bewegung zu bleiben.
Ein alter Leitsatz lautete: Wenn du die Wahl hast zwischen Laufen und Gehen, dann laufe, zwischen Stehen und Gehen, dann gehe, zwischen Stehen und Sitzen, dann stehe.
Nehmen Sie die Treppe und nicht den Aufzug und gehen Sie kurze Strecken, statt Ihr Auto zu benutzen. Der Unterschied im Kalorienverbrauch zwischen 5 km Spazierengehen und 5 km Joggen ist gar nicht so groß.
Und spannen Sie Ihre neu gewonnene Muskulatur ruhig ab und an einmal willentlich an. Letzteres aber nicht zwingend im Schwimmbad oder im T-Shirt in der Fußgängerzone. Kurzes, intensives Anspannen Ihrer Muskeln verbessert den Tonus und verheizt hier und da ein paar Extrakalorien.
Wettkampfbodybuilder sind nach dem Posingprogramm oft komplett unterzuckert. Wenn Sie Ihren durch Bodybuilding geformten Körper ein wenig in Bewegung halten, gleicht er einem Hochofen, der Nahrung in großen Mengen verbrennt. Große Muskeln haben einen großen Energieumsatz. Ein muskulöser, leistungsfähiger Körper, der auch bewegt wird, wird all dies auch optisch widerspiegeln. Im Gegensatz zu denen, die das mittels Mangeldiäten nur vorgaukeln, haben Sie aber ein Lächeln auf den Lippen.

Bodybuilding ist kein Sport, sondern eine Lebenseinstellung

Bodybuilding ist sehr viel mehr als ein Sport, Bodybuilding ist eine Lebenseinstellung.

Vom Bodybuilding-Lifestyle liest man oft, aber was ist damit im ursprünglichen Sinn wirklich gemeint?
Wenn ich den Satz heute aus dem Munde von Menschen höre, die sich einer sehr extremen Lebensweise verschrieben haben und die Bodybuilding primär als Leistungssport verstehen, dann muss ich widersprechen.
Bodybuilding heißt nicht, Muskeln um ihrer selbst willen anzuhäufen, um Pokale zu gewinnen, oft auch auf die Gefahr hin, sich gesundheitlich zu schaden.
Bodybuilding heißt auch nicht Trainieren und Diäten, um Schönheitsidealen zu entsprechen.
Bodybuilding als Lebenseinstellung beginnt mit dem Verständnis, dass wir nur diesen einen Körper haben.

Die meisten Menschen gehen mit ihrem Körper um, als ob sie noch einen zur Reserve in der Vorratskammer hätten. Wir haben aber nur diesen einen Körper und wir haben die Chance,

den für uns bestmöglichen daraus zu machen. Wer da sagt, dass der Geist doch der wichtigste Aspekt eines Menschen ist, dem will ich gar nicht widersprechen.
Aber warum soll ich meinem Geist denn nicht die bestmögliche Hülle verschaffen und mich in dieser gleich doppelt wohl fühlen? Warum soll ich einem gesunden Geist keinen gesunden Körper geben?
Der römische Satiriker Juvenal machte darauf aufmerksam, dass wir für körperliche und geistige Gesundheit beten sollen. Er meinte mit seinem aus dem Zusammenhang gerissenen berühmten Zitat: „Mens sana in corpore sano" nicht, dass in gesunden Körpern automatisch gesunde Geister sind. Vielmehr bemängelte er wohl, dass meist nur das eine oder das andere anzutreffen sei.

Bodybuilding gibt Ihnen die Chance, bewusst, willentlich, mit Spaß bei der Sache Ihrem Geist den bestmöglichen Körper zu spendieren. Und das nicht durch Beten, sondern durch Training.

Wenn Sie sich mehrmals im Leben ohne finanzielles Limit ein Haus und ein Auto nehmen dürften, was würden Sie dann wählen? Als junger Mensch vielleicht die Singlewohnung und den Ferrari vor der Türe, später die große Wohnung und den PS-starken Kombi und noch später eine kleinere Bleibe und ein agiles kleines Fahrzeug.

Durch Bodybuilding haben Sie mit ein wenig Fleiß und ohne nennenswerten finanziellen Aufwand die Möglichkeit, Ihren Körper ebenso immer wieder neu zu wählen. Den Bodybuildinglifestyle lebe ich seit 33 Jahren und aus dem schwarzen Ferrari mit 25 ist mittlerweile ein sehr solides und immer noch recht flottes Alltagsmobil geworden. Mein Körper hat sich dem angepasst und hat nicht mehr ganz die massive Muskulatur wie früher. Für das

Dach hätte ich mir persönlich eine andere Farbe als grau gewählt, aber man kann nicht alles haben.

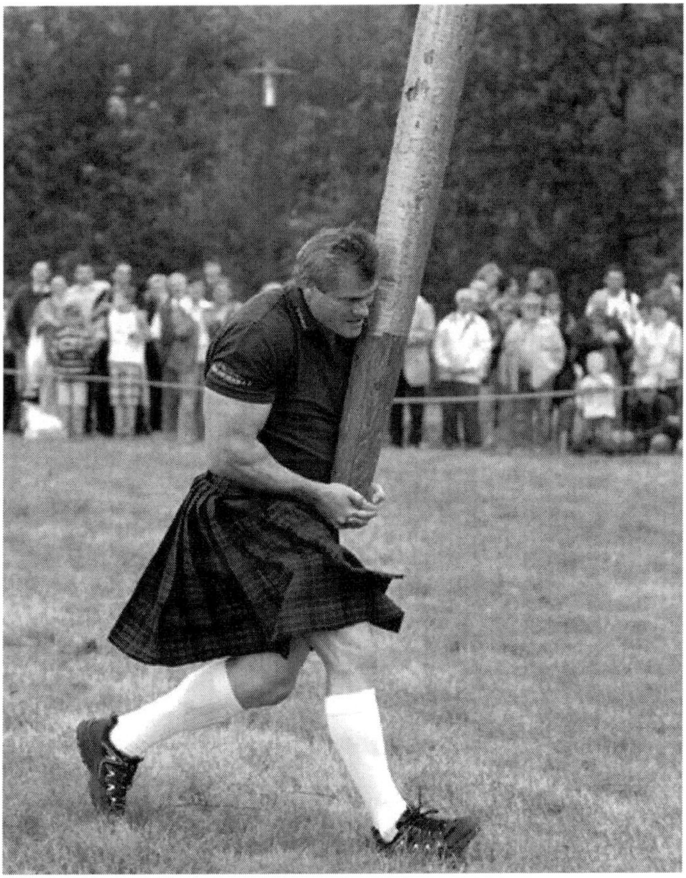

Auch mit 50 kann man noch Bäume ausreißen

Ich lebe und liebe Bodybuilding und nehme mit dem selbst gebauten Körper auch an allen möglichen sportlichen Wettbewerben

teil. Da ist mal mehr Kraft und mal mehr Ausdauer gefragt und Bodybuilding erlaubt mir, das passende Setting zu wählen.
Bauen Sie sich einen dauerhaft leistungsfähigen, gesunden Körper und leben Sie gut darin.

Machen Sie nicht den Fehler, sich durch ständiges Maßhalten und Kontrollieren unwohl in diesem Körper zu fühlen. Und vor allem nutzen Sie ihn viel und reichlich, lassen Sie sich darin sehen und verstecken Sie sich nicht.

Seien Sie der König der Athleten und verwehren Sie Ihrem Körper nicht gewaltsam die zweitschönste - angeblich im Alter schönste - Sache der Welt, das Essen. Denken Sie nicht zu viel über 100% Optimierung im Training nach, wenn 80% schon gewaltige Veränderungen bedeuten. Wenn Sie kein Profisportler sind, dann reiben Sie sich nicht bei dem Versuch auf, 100% zu erzielen. Wenn Sie keine Energie, keine Zeit und keine Lust mehr für einen Restaurantbesuch, einen Kinobesuch oder andere Dinge haben, dann werden Sie diesen Weg nicht lange durchhalten. Sie brennen aus und fangen an, den Sport zu hassen. Die hohe Fluktuation in den Fitnesscentern spricht hier Bände.

Wenn Sie auf Dauer einen leistungsfähigen Körper haben wollen und den Spaß am Sport nicht verlieren wollen, gibt es nur einen Weg:

Versuchen Sie es nicht mit Gewalt und

- keep it simple!

Das zweite Buch vom ‚Stickel‘: **Die** Enzyklopädie des Bodybuildings:

In Liebe zum Eisen

von Jürgen Stickelbrock

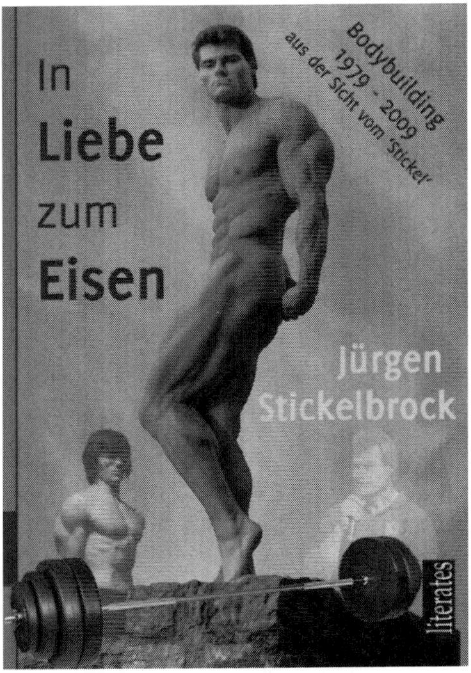

ISBN 978-3-943360-18-9
300 Seiten, Paperback Großformat
Preis 19,90 €
Jetzt überall im Buchhandel erhältlich!